U0320185

图解本草纲目
对症药膳速查全书

吴剑坤 于雅婷 编著

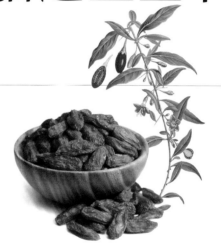

江苏凤凰科学技术出版社 · 南京

图书在版编目（CIP）数据

图解本草纲目对症药膳速查全书 / 吴剑坤，于雅婷
编著 . — 南京：江苏凤凰科学技术出版社，2023.2
　　ISBN 978-7-5713-2745-3

　　Ⅰ . ①图… Ⅱ . ①吴… ②于… Ⅲ . ①《本草纲目》
—食物疗法—图解 Ⅳ . ① R281.3-64 ② R247.1-64

　　中国版本图书馆 CIP 数据核字（2022）第 171589 号

图解本草纲目对症药膳速查全书

编　　　著	吴剑坤　于雅婷	
责 任 编 辑	汤景清	
责 任 校 对	仲　敏	
责 任 监 制	方　晨	

出 版 发 行	江苏凤凰科学技术出版社
出 版 社 地 址	南京市湖南路 1 号 A 楼，邮编：210009
出 版 社 网 址	http://www.pspress.cn
印　　　刷	天津丰富彩艺印刷有限公司

开　　　本	718 mm × 1 000 mm　1/16
印　　　张	13.5
插　　　页	1
字　　　数	340 000
版　　　次	2023 年 2 月第 1 版
印　　　次	2023 年 2 月第 1 次印刷

标 准 书 号	ISBN 978-7-5713-2745-3
定　　　价	49.80 元

图书如有印装质量问题，可随时向我社印务部调换。

前言

药食相辅，美味带来健康

药膳起源于我国传统饮食和中医食疗文化，是在中医学、烹饪学和营养学理论指导下，严格按照配方，将药材与某些具有药用价值的食材搭配，经过加工，制成色、香、味、形俱佳的食品。这些特制的食疗药膳，可以做成菜肴、汤品、点心、小吃、糖果、蜜饯等。

药膳最大的特点是"寓医于食"，既将药物作为食物，又将食物赋以药用，药借食力，食助药威，二者相辅相成、相得益彰，既具有较高的营养价值，又能让良药不再苦口，从而达到防病、保健、强身的作用。如今，人们的生活水平不断提高，自我保健的观念也日益加强，以药膳来调养身体、预防疾病的方法受到越来越多人的青睐。

很多疾病发生前或发病的某个阶段，以药膳或食物为主加以调理具有一定的效果，膳食疗法是临床综合疗法中一种不可或缺的方法。传统中医认为，食物的四气、五味、归经、功效等与人体的生理密切相关，我们可针对证候，根据"五味相调，性味相连"的原则，以及"寒者热之，热者寒之，虚者补之，实者泻之"的法则，用相关的药膳来调养，以达到防病康复的目的。

进行膳食搭配时，要根据患者体质、健康状况、季节时令、患病性质等多种因素来确定相应的原则。基于此，我们编写了《图解本草纲目对症药膳速查全书》，书中根据病症进行分类，从不同病症的诱因、症状入手，给出相应的饮食建议和健康提示，并选取常见药材和食材，列举了相应的食谱，图文并茂、简单易学。此外，书中还介绍了药材和食材的五色和五味、药膳的烹饪方法、四季药膳的选用等基本知识，更便于读者学习掌握。

本书中所列药膳只是作为养生辅助调理的参考，并不能代替专业医生的治疗，患有疾病者，如需药膳调理，应在使用前向医生咨询。

药膳养生是一件需要长期坚持的事，也是一件需要随时随地关注的事，愿本书能在药膳养生方面为读者指点迷津，也能为读者的健康保驾护航。

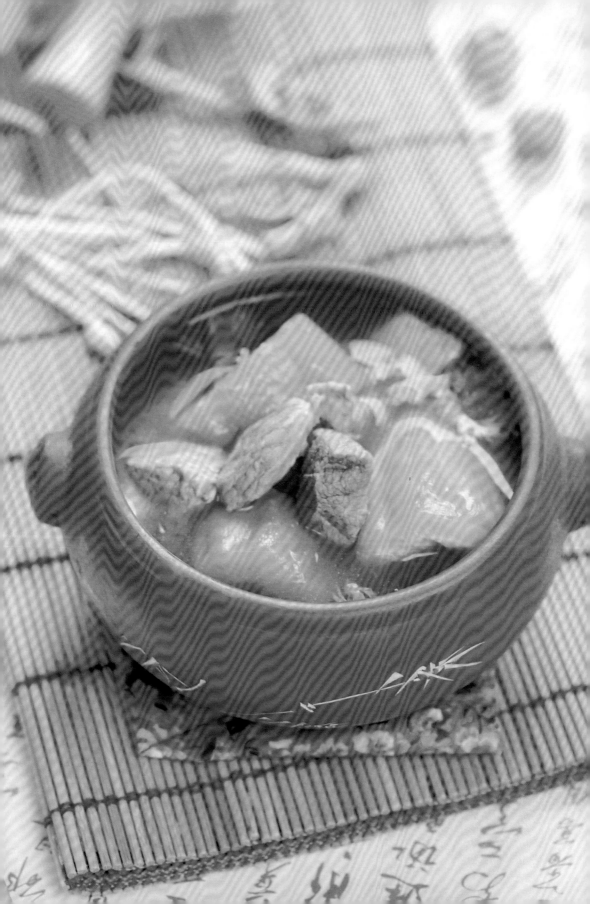

健康诊所

剖析相应病因和病症，帮助读者更准确地对症选膳。

对症药材和食材

根据不同的健康问题，向您推荐最有效的对症药材和食材。

高清美图

每道药膳都配有实拍图，看得心动，不如快快行动。

推荐药膳

药材与食材的精心搭配，方法简单，步骤清晰，教您烹调出有养生功效的美味药膳。

疼痛

✿ 疼痛是身体发出的警示信号，说明身体某个部位出问题了。疼痛可由气滞血瘀引起，行气活血就能有效缓解疼痛。

对症药材		对症食材	
川芎	延胡索	鸡蛋	芦笋
郁金	姜黄	豆腐	洋葱
没药	乳香	杨梅	金橘

健康诊所

病因探究 神经性头痛、偏头痛，可以由精神紧张、休息不好或气滞血瘀引起。关节疼痛主要由关节炎、感受寒湿或疲劳、肌肉损伤等引起。

症状剖析 痛可以是单侧或双侧，性质可以是胀痛、刺痛等，有的伴有眼眶肿胀疼痛，严重者会脸色苍白、恶心反胃。关节痛会出现红、肿、热、痛的炎症反应，活动受限。肌肉劳损会引发关节周围肌肉疲劳无力、酸胀疼痛等。

本草药典

延胡索

性味 味辛、苦，性温。

选购 以个大、饱满、质坚实、断面黄褐色者为佳。

慎用 月经过多或血虚者慎用。

治疗头痛

活行血中气滞，气滞血瘀，故专治一身上下诸痛。

饮食建议

宜

注意增加钙的摄取，必要时可以服用药物或保健品等。

● 多食含硫的食物，如芦笋、鸡蛋、豆腐、洋葱等。硫参与骨骼、软骨和结缔组织的修补与重建，同时促进钙的吸收。

● 多食粗米、小麦和黑麦等食物，平时应多喝牛奶、豆浆，多食瘦肉。

保健小提示

☀ 要注意保暖，尤其在春秋季节，气温变化大时，要根据气温高低增减衣服。适当运动，但应避免汗后着凉。尤其要保护腰、肘、肩、膝等处，避免淋浴或洗冷水澡。

24

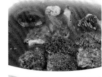

舒筋止痛•养胃补虚

药膳功效

此菜品有舒筋止痛、养胃补虚等功效，可辅助治疗腰腿疼痛、手足麻木、筋络不畅等症状。

虫草瘦肉粥

材料：

【药材】冬虫夏草9枚。

【食材】猪瘦肉50克，大米100克，水、盐各适量。

做法：

❶ 将猪瘦肉洗净，余烫去除血水，然后切成小方丁备用。

❷ 冬虫夏草洗净，放入纱布袋。

❸ 将大米淘洗干净，放入锅中，加适量水，放入装着冬虫夏草的纱布袋一同煮。

❹ 煮至七成熟后，放入猪瘦肉丁，煮熟后将纱布袋取出，加入盐调味即可。

本草详解

冬虫夏草对提高机体免疫力有神奇的功效，还可用于治疗阳痿遗精、腰酸、遗精等病证。品质好的冬虫夏草表面呈深棕黄色至黄棕色，质地，易折断，断面略平坦，气微腥，味淡。

香菇旗鱼汤

材料：

【药材】天花粉15克，知母10克。

【食材】旗鱼肉片150克，香菇150克，西蓝花75克，水500毫升，嫩姜丝、盐各适量。

做法：

❶ 全部药材放入事先备好的棉布袋，旗鱼肉片、香菇、西蓝花洗净，西蓝花切小朵。

❷ 水倒入锅中，放入棉布袋和旗鱼肉片、香菇、西蓝花煮清。

❸ 取出棉布袋，放入嫩姜丝和盐调味即可食用。

本草详解

知母味苦、甘，性寒。通小肠、消膈止咳，润心肺、补虚乏，安心止惊悸。知母有的知母表面呈黄棕色至棕色，质硬，但易折断，断面呈黄白色，嚼之带黏性。

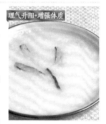

理气升阳•增强体质

药膳功效

本药膳可以理气升阳，增强体质，对于病后体弱、头晕、食欲减退、盗汗、贫血等有辅助疗效。

25

饮食建议

提醒您饮食的注意事项，让您吃出健康的好身体。

保健小提示

在生活细节中关注您的健康，通过起居、饮食调养身体。

药膳功效

解读药膳的实际功效，让您更安心。

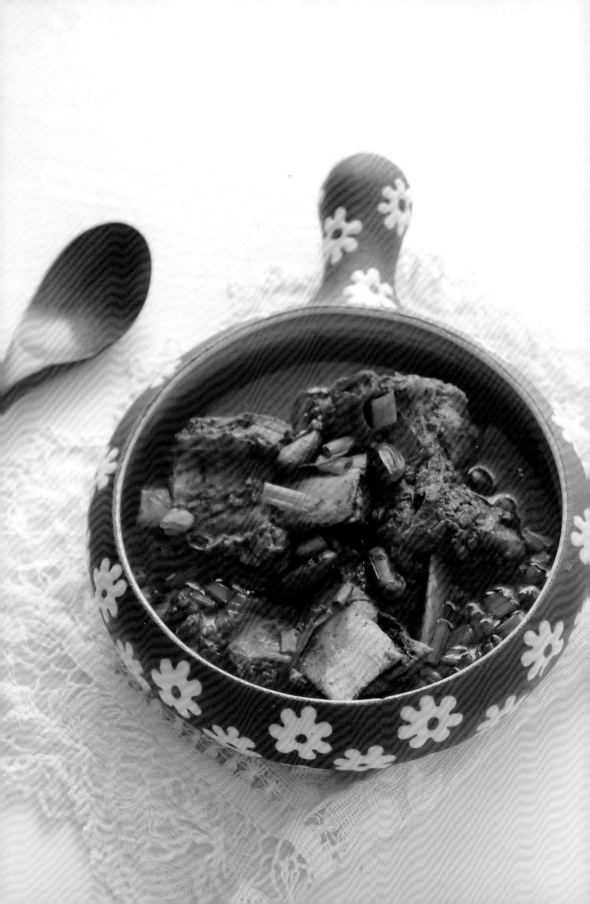

目录

第一章　药膳基本知识

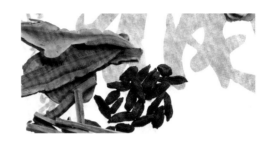

第二章　疏肝理气篇

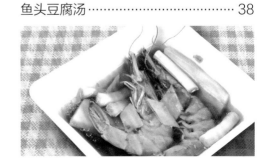

第三章　健脾益胃篇

第四章　润肺止咳篇

第五章 滋补养肾篇

第六章 补血护心篇

第七章　美容养颜篇

第八章　女性护理篇

第九章　清热排毒篇

第十章 体质调理篇

备注：1杯（固体）≈ 250 克

　　　1杯（液体）≈ 250 毫升

　　　1大匙（固体）≈ 15 克

　　　1大匙（液体）≈ 15 毫升

　　　1小匙（固体）≈ 5 克

　　　1小匙（液体）≈ 5 毫升

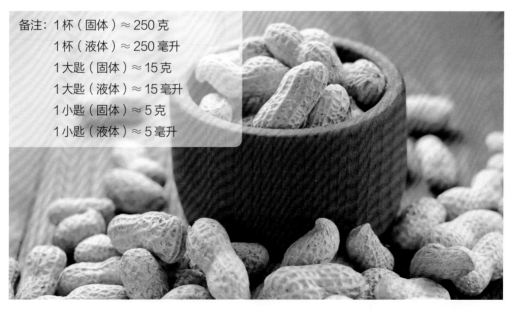

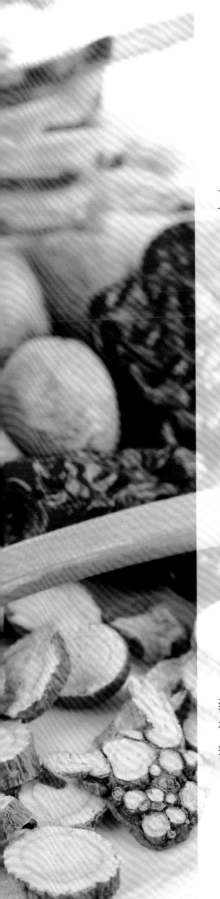

第一章

药膳基本知识

　　药膳是中国传统医学与烹调经验相结合的产物，它"寓医于食"，既将药物作为食物，又将食物赋以药用，药借食力，食助药威，二者相辅相成，相得益彰；既具有较高的营养价值，又能让良药不再苦口，从而达到防病、保健、强身的效果。

10种适合家庭栽种的药材

草部
芳草类

薄荷

小档案

【性味】味辛，性凉，无毒。
【出产地】主产于浙江、江苏、湖南。
【药用部分】地上全株。

功效详解

内服用于治疗感冒头疼、目赤、身热、咽喉肿痛、胸闷胁痛等症。

外用可治神经痛、皮肤瘙痒、皮疹和湿疹等。

良品辨选

株高 60~100 厘米，花穗呈白色，香味清淡，叶脉明显。药用以叶多而肥厚、色绿、无根、干燥、香气浓者为佳。

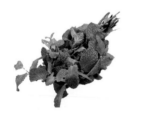

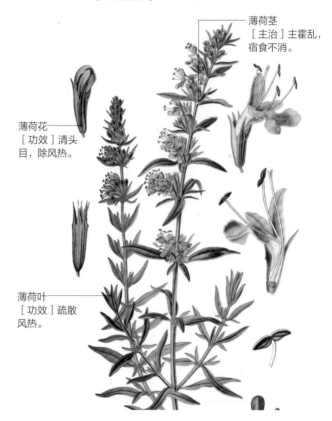

薄荷茎
［主治］主霍乱，宿食不消。

薄荷花
［功效］清头目，除风热。

薄荷叶
［功效］疏散风热。

种植要点

• 可在 3~4 月挖取根状茎，剪成 8 厘米长的根段，埋入盆土中，经 20 天左右就能长出新株。也可在 5~6 月剪嫩茎头扦插。

• 施肥时以氮肥为主，磷肥和钾肥为辅，少量多次。

• 可在小暑前一周和秋分至寒露间，两次采收供药用。

药膳推荐

桑菊薄荷饮

材料：

薄荷 30 克，桑叶 5 克，菊花 8 克，蜂蜜、水各适量。

做法：

❶ 将薄荷、桑叶、菊花洗净，用棉布袋装起来，备用。

❷ 水煮沸稍凉后，将棉布袋放入，浸泡 10 分钟后，加蜂蜜调味即可饮用。

功效：

清肝明目，祛风清热。

木部
灌木类

枸杞

小档案

【性味】味甘，性平，无毒。

【出产地】全国各地均产，主产于宁夏、甘肃、新疆。

【药用部分】枸杞子、枸杞叶。

功效详解

　　具有免疫调节作用，还有抗衰老、抗突变、降血脂、降血糖和降血压作用。

　　用于治疗腰膝酸软、头晕目眩、虚劳咳嗽、遗精等症。

良品辨选

　　落叶灌木。枝细长，叶卵状椭圆形。花紫色，漏斗状。浆果卵形或长圆形，深红色或橘红色。

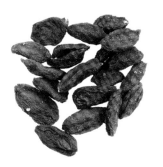

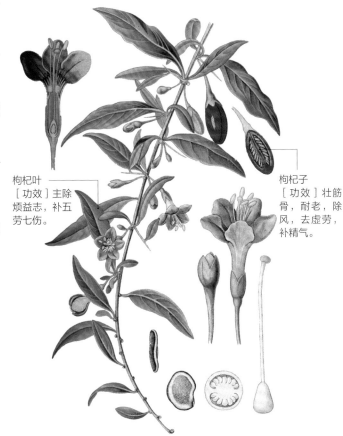

枸杞叶
[功效] 主除烦益志，补五劳七伤。

枸杞子
[功效] 壮筋骨，耐老，除风，去虚劳，补精气。

家庭种植

　　• 于3~4月，取几根15厘米长、0.5厘米粗的健壮枝条，扎成一捆。

　　• 枝头向上立于沙土中，下半部以湿沙土覆盖，保持土壤湿度。

　　• 适合的发芽温度为18~25℃。果实成熟后采摘，干燥即可。

药膳推荐

玉竹枸杞粥

材料：

　　大米 100 克，玉竹 30 克，枸杞子 20 克，红枣、冰糖、水各适量。

做法：

❶ 大米、红枣洗净，用水浸泡；枸杞子、玉竹分别洗净，备用。

❷ 锅置火上，加适量水，放入大米煮至七成熟，加玉竹、枸杞子、红枣煮成粥，加适量冰糖调味即可。

功效：

滋阴润燥，益气补虚。

草部
隰草类

菊花

小档案

【性味】味苦、辛、甘,性微寒,无毒。
【出产地】浙江、安徽、河南、四川。
【药用部分】菊花、菊叶、菊根。

功效详解

能镇静解热,用于风热感冒、发热头昏。

菊花、菊叶生熟皆可食,能清肝明目。

良品辨选

茎直立,分枝或不分枝,被柔毛。总苞片多层,外层绿色,条形,边缘膜质,外面被柔毛;舌状花白色、红色、紫色或黄色。

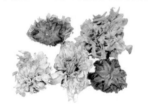

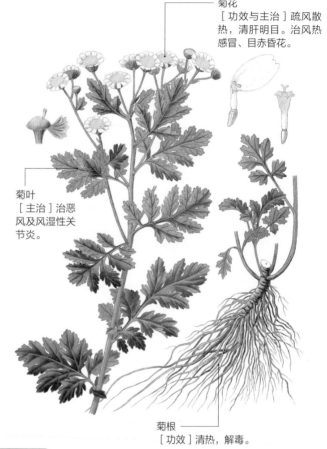

菊花
[功效与主治]疏风散热,清肝明目。治风热感冒、目赤昏花。

菊叶
[主治]治恶风及风湿性关节炎。

菊根
[功效]清热,解毒。

家庭种植

• 菊花喜温,耐寒,怕水涝,但花期不能缺水。

• 可以在4~5月扦插种植,每天光照不要超过10小时。

• 一般于霜降至立冬前采收,连茎秆割下,倒挂于通风干燥处晾干。

药膳选荐

陈皮山楂菊花茶

材料:

陈皮12克,山楂10克,菊花5克,水800毫升,冰糖适量。

做法:

❶ 将陈皮、山楂、菊花洗净,然后一起放入煮锅中。

❷ 加800毫升水以大火煮沸,转小火继续煮20分钟。

❸ 加入适量冰糖,小火煮至溶化即可。

功效:

理气健脾,祛湿润燥。

草部
隰草类

艾

小档案

【性味】味辛、苦，性温，有小毒。
【出产地】全国大部分地区。
【药用部分】植物全株。

功效详解

　　艾叶内服能止脓血痢，止崩血、肠痔血，治痛经，安胎。

　　用苦酒作煎剂，外用治癣极为有效。

良品辨选

　　茎直生，叶形状像蒿，呈卵状椭圆形，叶面青色而背面白色，有茸毛，柔软厚实。

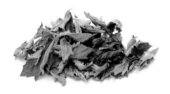

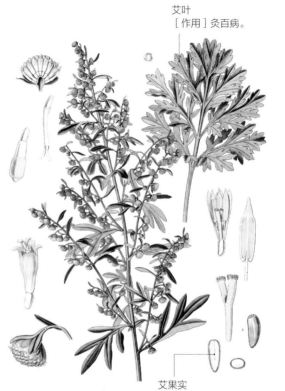

艾叶
［作用］灸百病。

艾果实
［功效与主治］明目，疗一切鬼气。

种植要点

　　• 在11月采用根茎扦插繁殖，或者在春季用种子种植，对土壤要求不高。
　　• 艾是喜阴喜湿的植物，要避免日晒，保持土壤水分充足。
　　• 生长良好时，植株可达1米左右。采地上全株，干燥即可。

药膳推荐

杜仲艾叶鸡蛋汤

材料：

　　杜仲25克，艾叶20克，鸡蛋2个，盐5克，油、生姜丝、水各适量。

做法：

　　❶ 杜仲、艾叶分别用水洗净，备用。

　　❷ 2个鸡蛋打入碗中，搅散成蛋液，再加入洗净的生姜丝，放入油锅煎成蛋饼，取出切块。

　　❸ 将杜仲、艾叶、蛋饼块一起放于煲内，加适量水，用大火煮沸，改中火续煲2小时，加适量盐调味。

功效：

　　补肾固冲，温经散寒。

蒲公英

小档案

【性味】味苦、甘，性寒，无毒。
【出产地】全国各地。
【药用部分】植物全株。

功效详解

有清热解毒、消肿散结及利湿通淋的作用。

改善湿疹，舒缓皮肤炎、关节不适、消化不良、便秘等症。

良品辨选

絮中有子，落地生根。其茎、叶、花、絮都像苦苣，折断后有白汁，花黄色，像单菊，但较单菊大。

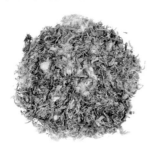

蒲公英花
[功效]能掺牙，乌须发，壮筋骨。

蒲公英叶
[主治]治妇人乳痈肿，亦可清热通淋。

种植要点

• 可以在5月下旬播种刚采收的新种，覆0.5厘米以下沙壤；也可以挖根栽植，栽后浇足水。

• 夏至秋季花初开时采挖，除去杂质，洗净，切段，晒干。

• 每年晚秋，要及时清理地上部分的枯黄，以防病菌和害虫在栽培地里越冬。

药膳推荐

蒲公英茶

材料：

蒲公英15克，王不留行10克，金银花8克，甘草6克，水700毫升。

做法：

❶ 将蒲公英、王不留行、金银花、甘草分别洗净。

❷ 将王不留行、甘草放入锅中，加700毫升水，大火煮沸。

❸ 加入蒲公英、金银花，转小火煮5分钟后关火，滤去药渣，留汁饮用。

功效：

清热解毒，凉血排脓。

菜部

荤辛类

小茴香

小档案

【性味】味辛，性温，无毒。

【出产地】全国各地。

【药用部分】小茴香子、小茴香叶。

功效详解

除膀胱、胃部冷气，能调中止痛、开胃下食、止呕。

有抗溃疡、抗菌、镇痛等作用。

良品辨选

全株具特殊香辛味，叶羽状分裂，表面有白粉。夏季开黄色花，复伞形花序。果椭圆形，黄绿色。气特异而芳香，味辛。小茴香子以粒大饱满、黄绿色、气味浓者为佳。

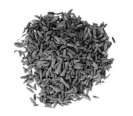

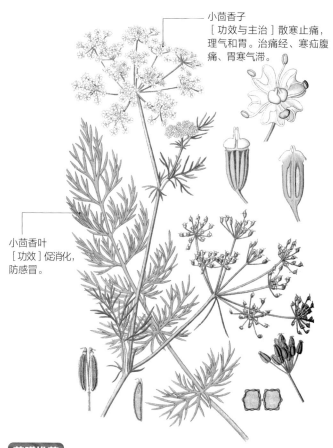

小茴香子

[功效与主治] 散寒止痛，理气和胃。治痛经、寒疝腹痛、胃寒气滞。

小茴香叶

[功效] 促消化，防感冒。

种植要点

• 茴香根系发达，喜高温强光，怕阴雨，所以应选择有一定厚度的沙土播种，播种深度在2厘米左右。

• 生长期适宜温度为15~20℃，需适量施用氮肥和磷肥。

• 果实由绿变黄时采摘，干燥即可。

药膳推荐

茴香拌杏仁

材料：

杏仁50克，小茴香嫩叶200克，橄榄油1小匙，鸡精、盐各适量。

做法：

❶ 将小茴香嫩叶洗净，沥水待用；将杏仁微火炒一下，晾凉。

❷ 将小茴香嫩叶和炒过的杏仁放在一起，加1小匙橄榄油、适量鸡精和适量盐拌匀即可食用。

功效：

温阳散寒，理气止痛。

五味子

小档案

【性味】味酸、甘，性温，无毒。
【出产地】东北三省、西南等地。
【药用部分】茎、叶、果实。

功效详解

治咳逆上气、盗汗、失眠、多梦、遗精。

消水肿、心腹气胀，生津止渴，除烦热，解酒毒。

良品辨选

红色蔓枝长 2~3 米。叶尖圆，像杏叶。3~4 月开黄白花，7 月结果。果实生时为青色，熟则变为红紫色。

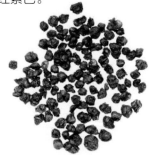

五味子
[主治]遗精、尿频、久泻不止。

五味子茎
[主治]劳伤羸瘦，补不足。

五味子叶
[功效]强阴，益男子精。

种植要点

• 在 8~9 月选择饱满的果实，在腐殖土或砂土中播种。

• 刚出苗时要遮阴，长出两三片叶时，正常光照即可。

• 生长期需要足够的水分和营养，尤其在孕蕾开花结果期。

• 采摘成熟果实，晾干即可。

药膳推荐

参麦五味乌鸡汤

材料：

人参 15 克，麦冬 25 克，五味子 10 克，乌鸡腿 1 只，盐、水各适量。

做法：

❶ 将人参、麦冬、五味子洗净，备用。

❷ 将 1 只乌鸡腿剁块，洗净，汆水；与人参、麦冬、五味子一起入锅，加适量水没过材料。

❸ 煮沸后转小火续煮 30 分钟，快熟前加适量盐调味即成。

功效：

收敛固涩，益气生津。

草部
蔓草类

菟丝子

小档案

【性味】味甘，性温，无毒。
【出产地】全国各地，以北方为主。
【药用部分】花、种子。

功效详解

养肌强阴，坚筋骨，治口苦燥渴。

主治宫冷不孕、阳痿遗精、小便余沥不尽。

久服去面斑，悦颜色。

良品辨选

攀附其他草木生长。无叶但有花，白色微红，香气袭人。结的果实像秕豆而细，色黄。种皮坚硬，不易破碎，用沸水浸泡，表面有黏性，煮沸至种皮破裂。

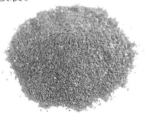

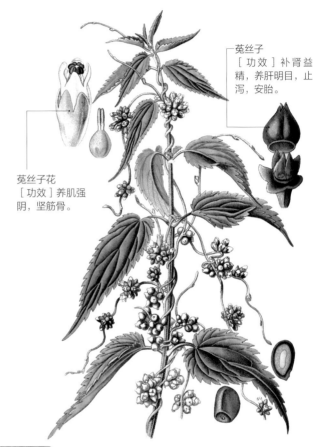

菟丝子
[功效]补肾益精，养肝明目，止泻，安胎。

菟丝子花
[功效]养肌强阴，坚筋骨。

种植要点

• 菟丝子和芝麻种子混合，播种深度 2 ~ 3 厘米。
• 菟丝子会比芝麻晚出苗，幼茎为淡黄色，细如丝线，3 ~ 5 天开始缠寄宿主。
• 生长期要给芝麻施肥。
• 菟丝子种子成熟后采收，干燥即可。

药膳推荐

菟丝子煎鸡蛋

材料：

菟丝子 15 克，鸡蛋 2 个，葱末 10 克，盐 5 克，油适量。

做法：

❶ 将菟丝子用小火炒香，研成细粉；2 个鸡蛋搅散成蛋液，放入盐、葱末、菟丝子粉搅匀。

❷ 煎锅置中火上烧热，加入适量油，烧至六成热，用筷子边搅鸡蛋，边徐徐倒入炒锅，当一面煎黄后，翻面，将另一面煎黄即可。

功效：

补肝肾，益精髓。

草部
隰草类

瞿麦

小档案

【性味】味苦，性寒，无毒。
【出产地】河北、河南、辽宁、江苏。
【药用部分】全草入药。

功效详解

瞿麦穗治月经不调，有破血块、排脓的作用。

瞿麦叶主痔瘘并泻血，可做成汤粥食用。

良品辨选

瞿麦茎纤细有节，株高 30 厘米左右，花大如钱，红紫色。瞿麦穗像燕麦，内有小黑子。表面淡绿色或黄绿色，略有光泽，无毛。茎质硬脆，折断面中空。

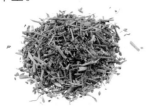

瞿麦穗
［主治］主淋证，闭经、月经不调。

瞿麦茎
［主治］能破血通经，清心与小肠火。

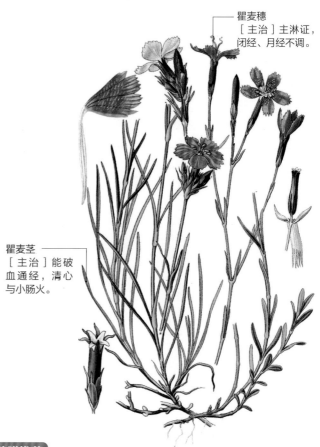

种植要点

• 春、夏、秋三季都能种植，以春季为佳。
• 播种深度 1 厘米。
• 长到 10~15 厘米高时，适量施用氮肥，花期保证水分。
• 半籽半花时为收割期，割取全草，晒干即可。

药膳推荐

瞿麦粥

材料：

瞿麦 30 克，滑石 25 克，粳米 100 克，白糖 30 克，水适量。

做法：

❶ 将瞿麦洗净，备用。

❷ 将瞿麦、滑石用纱布袋装好，扎紧；粳米淘洗干净。

❸ 将纱布袋、粳米同放于砂锅中，加适量水，开大火煮沸，转小火继续煮 30 分钟，拿出纱布袋，加白糖搅匀即可。

功效：

利尿通淋，清热消肿。

草部

隰草类

车前草

小档案

【性味】味甘，性微寒，无毒。

【出产地】全国各地，以北方为多。

【药用部分】植物全株。

功效详解

具有清热解毒、利尿通淋、渗湿止泻、清肝明目、祛痰止咳的作用。

良品辨选

叶子布地像匙面，结长穗像鼠尾。穗上的花很细密，色青微红。果实为红黑色。

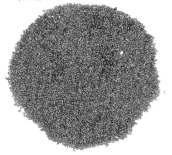

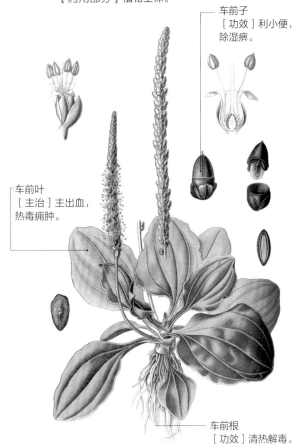

车前子
[功效] 利小便，除湿痹。

车前叶
[主治] 主出血，热毒痈肿。

车前根
[功效] 清热解毒。

种植要点

• 在4月用种子繁殖，选择较肥沃的沙质土壤，播种深度1厘米左右。

• 车前喜肥，尤其在开花结籽期补充肥料，能保证其籽粒饱满。

• 当种子呈褐色时收获，暴晒1～2天，去皮壳即可。

药膳推荐

车前草红枣汤

材料：

车前草（干）50克，红枣15颗，冰糖2小匙，沸水适量。

做法：

❶ 将车前草洗净；红枣洗净，泡水，备用。

❷ 沸水中放入车前草，大火转小火，慢熬约40分钟。

❸ 待熬出药味后，加入事先泡发的红枣，待其裂开后，加冰糖搅拌均匀即可。

功效：

清热，利尿，凉血，解毒。

食物的五色与五味

食物的五色

　　食物的颜色多种多样，这里所说的五色主要指黄、红、绿、黑、白五种颜色，它们分别对应人体五脏，即黄色养脾、红色养心、绿色养肝、黑色养肾、白色养肺。

黄色食物　主要作用于脾，能使人心情开朗，同时可以让人精神集中。

功效详解

　　◆ 有些黄色食物含有大量植物蛋白和不饱和脂肪酸，属于高蛋白低脂食物，非常适宜高脂血症、高血压病患者食用。

　　◆ 黄色食物大多富含胡萝卜素和维生素C，这两种成分的营养价值较高，能抗氧化、提高免疫力，还能护肤美容。

　　◆ 黄色食物还含有丰富的膳食纤维，与胡萝卜素和维生素C共同发挥作用，对感冒、动脉硬化有很好的预防作用。

代表食物

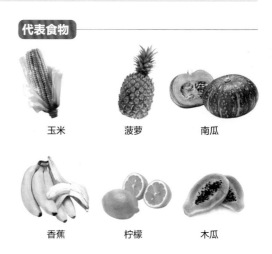

玉米　　　　菠萝　　　　南瓜

香蕉　　　　柠檬　　　　木瓜

红色食物　能给人以醒目、兴奋的感觉，可以增进食欲，还有助于缓解疲劳。

功效详解

　　◆ 这类食物大多含有具抗氧化作用的类胡萝卜素和番茄红素，能清除自由基和抗衰老。

　　◆ 红色食物所含的热量较低，因此常吃能令人身体健康，体态轻盈。

代表食物

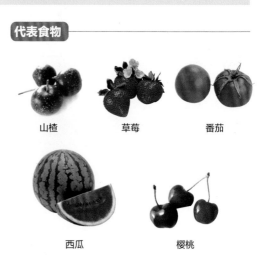

山楂　　　　草莓　　　　番茄

西瓜　　　　樱桃

绿色食物　帮助人体舒缓肝胆压力，调节肝胆功能，全面调理五脏。

功效详解

◆ 绿色食物含有丰富的维生素、矿物质和膳食纤维，可以全面调理人体。

◆ 有些绿色食物含有叶黄素或玉米黄质，具有很强的抗氧化作用，能使视网膜免遭损伤，具有保护视力的作用，可预防白内障和色素性视网膜炎等眼部疾病。

代表食物

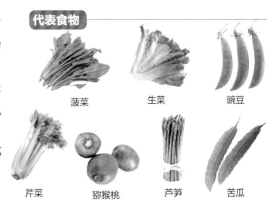

菠菜　　　　生菜　　　　豌豆

芹菜　　　猕猴桃　　　芦笋　　　苦瓜

黑色食物　大多数具有补肾、利尿通淋、养血补血的功效。

功效详解

◆ 黑色食物通常富含氨基酸和矿物质，有补肾、养血、润肤的作用。

◆ 黑色食物含有微量元素、维生素和亚油酸等营养成分，可以防治便秘、提高免疫力、美容养颜、抗衰老。

◆ 一些黑色水果含有能消除眼睛疲劳的原花青素，可以增强血管弹性，清除血中胆固醇，是预防动脉硬化的有效成分。

代表食物

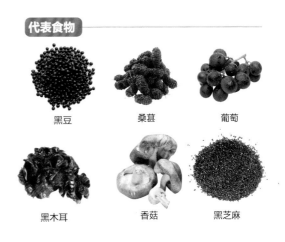

黑豆　　　　桑葚　　　　葡萄

黑木耳　　　香菇　　　黑芝麻

白色食物　具有防燥滋阴、润肺祛痰的功效。

功效详解

◆ 白色食物多富含碳水化合物、蛋白质和维生素等营养成分，可为人体提供充足的能量。

◆ 一般白色食物性平，味甘，四季都可食用，禁忌较少，尤其适合平补。

◆ 一些白色食物还具有安定情绪的作用，同时有益于预防高血压病和高脂血症。

代表食物

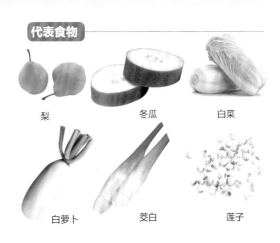

梨　　　　　冬瓜　　　　白菜

白萝卜　　　茭白　　　莲子

食物的五味

食物的五味指酸、苦、甘、辛、咸。中医认为，不同味道的食物有着不同的功效，同时，它们分别归属于人体五脏，即酸入肝、苦入心、甘入脾、辛入肺、咸入肾。

酸味食物

功效详解

酸味食物有生津养阴、收敛止汗、开胃助消化的功效，适合胃酸不足、皮肤干燥的人食用。酸味食物还能提高身体对钙、磷等矿物质的吸收率。

代表食物

橙子、李子、番茄、柠檬、草莓、葡萄、山楂、菠萝、杧果、猕猴桃等。

禁忌

过多食用酸味食物会使皮肤无光泽，引起胃肠道痉挛，甚至消化功能紊乱。

苦味食物

功效详解

苦味食物能清热泻火、燥湿通便，适用于有热结便秘、热盛心烦等症的人。苦味食物还有清热降火的作用，适合在炎热的夏季食用。

代表食物

生菜、苦瓜、苜蓿、白果、杏仁等。

禁忌

不能过多食用苦味食物，否则容易引起消化不良。

甘味食物

功效详解

甘味食物有滋养、补虚、止痛的功效，可健脾生肌、强健身体，还能中和食物中的毒性物质，具有解毒的功能。

代表食物

大部分谷物，以及白菜、南瓜、胡萝卜、红薯、甜瓜、荔枝、香蕉、红枣等。

禁忌

糖尿病患者要少食或不食甘味食物。

辛味食物

功效详解

辛味食物具有舒筋活血、发散风寒的功效，能促进新陈代谢和血液循环。辛味食物能增强消化液的分泌，有助于增进食欲、促进消化。

代表食物

茴香、辣椒、胡椒、生姜、葱、蒜等。

禁忌

过多食用辛味食物会损耗元气，伤及津液，导致上火。

咸味食物

功效详解

咸味食物有润肠通便、消肿解毒、补肾强身的功效。有些咸味食物还含有碘及多种矿物质，有助于消除水肿。

代表食物

海带、海参、甲鱼、鱼类、蛤蜊、海藻等。

禁忌

过多食用咸味食物，会导致血压升高、血液凝滞等。

药膳的烹饪方法

炖

炖是将药材和食材一起放入锅中，加适量水，用大火煮沸（如果烹饪肉类，还要去浮沫），再用小火慢慢炖烂而制成的。

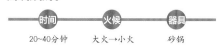

时间 20~40分钟　火候 大火→小火　器具 砂锅

特点：

以喝汤为主，汤色澄清爽口，原料烂熟易入味，滋味鲜浓，香气醇厚。

烹饪要领：

隔水炖是将原料装入容器，置于锅中或盆中，加汤水，用水蒸气加热炖制。不隔水炖是将原料直接放入锅内，加入汤水炖制而成。

焖

焖是先将原料放入烧至六七成热的油中，油焓之后，再加入原料、调料和汤汁，盖上锅盖，用小火焖至熟烂。

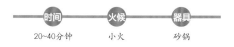

时间 20~40分钟　火候 小火　器具 砂锅

特点：

特点是酥烂、汁浓、味厚，口感以柔软、酥嫩为主要特色。

烹饪要领：

加入汤汁后要用小火慢炖；在原料柔软入味后，留少量味汁以保持酥嫩的口感。

煨

煨是把药材与焯烫过的食材放在锅里，加入汤汁、调料，大火煮沸后转为小火，煨制而成。

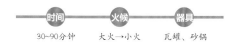

时间 30~90分钟　火候 大火→小火　器具 瓦罐、砂锅

特点：

属于半汤菜，是火力最小、加热时间最长的烹饪方法之一。口感酥软，不需勾芡。

烹饪要领：

原料可切成大块或整料，煨前不腌制，肉类以沸水焯烫撇净浮沫即可。注意水面保持微沸而不沸腾。

蒸

蒸是把原料用调料拌好，或做成包子，或卷馅料等，装入碗或盘中，置蒸笼内，大火转小火，用水蒸气蒸制而成。

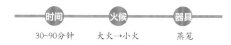

时间 30~90分钟　火候 大火→小火　器具 蒸笼

特点：

营养成分不受破坏，香味不流失；菜肴的形状完整，质地细嫩，口感软滑。

烹饪要领：

不易熟的菜肴应放在上面，这样利于熟透；一定要等锅内水沸后，再放入原料；停火后不要马上出锅，闷片刻更好。

煮

煮是将原料放在锅内，加入水和调料，置大火上煮沸，再用小火保持锅内温度，直到食材煮熟。

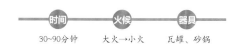

时间 30~90分钟　火候 大火→小火　器具 瓦罐、砂锅

特点：

菜肴多以鲜嫩为主，也有软嫩和酥嫩的，带有一定汤液，属于半汤菜，口味以鲜香为主，浓汤则滋味浓厚。

烹饪要领：

煮的时间比炖的时间短，为防止原料过软失味，一般先用大火煮沸，再改小火加热。

炒

炒是先用大火将锅烧干烧热，再加油，油烧热后再下原料，翻炒加热至原料熟透。

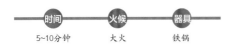

时间	火候	器具
5~10分钟	大火	铁锅

特点：

因为加热时间短，在很大程度上保持了原料的营养成分不被破坏，对原料的味道和口感保持较好。

烹饪要领：

原料以质地细嫩、无筋骨为宜，要求火旺、油热，动作迅速；一般不用淀粉勾芡。

熘

熘是将原料用调料腌制入味，经油、水或水蒸气加工至熟后，再淋上调制好的调料或将加工过的原料投入卤汁中翻拌成菜。

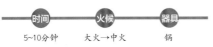

时间	火候	器具
5~10分钟	大火→中火	锅

特点：

滑熘以洁白滑嫩、口味咸鲜为主，软熘口味上有咸鲜味的，也有微酸或兼具辣味的。

烹饪要领：

掌握好煮或蒸的火候，一般以断生为好，时间过短会不熟，过长则易失去软嫩的特点。

卤

卤是将原料焯熟后，放入卤汁中，用中火缓慢加热，使其渗透卤汁，烹至原料入味而制成的。

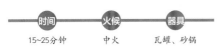

时间	火候	器具
15~25分钟	中火	瓦罐、砂锅

特点：

口感最丰富，可软可脆，香味浓郁，润而不腻，是佐酒的上乘菜肴。

烹饪要领：

卤汁不宜事先熬煮，应现配制现使用；香料、盐、酱油的用量要适当，避免味道或颜色过重，影响卤菜的口感和色泽。

烧

烧是将食材经煸、煎等方法处理后，再调味、调色，然后加入药材、汤汁和适量水，用大火煮沸，再调小火焖至卤汁稠浓。

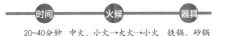

时间	火候	器具
20~40分钟	中火、小火→大火→小火	铁锅、砂锅

特点：

勾芡或不勾芡，菜品饱满光亮，入口软糯，食材充分入味，香味浓郁。

烹饪要领：

原料经过油炸、煎炒或蒸煮等熟处理；火力以中小火为主，加热时间的长短根据原料而定；汤汁一般为原料的1/4左右；烧至菜肴将熟时转大火。

炸

炸是将原料裹糊或经调味汁腌制，或者制成丸子等，放入油锅中炸制而成。

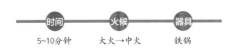

时间	火候	器具
5~10分钟	大火→中火	铁锅

特点：

水分含量低，香味浓郁，口感酥脆；软炸则口感酥软，或者外焦里嫩。

烹饪要领：

油炸时油温不宜过高，防止焦煳；软炸要热油下锅，断生即出锅；干炸是在油六七成热就下锅慢慢炸熟。

女性药膳的选用

雌激素分泌最旺盛、精力最充沛的年龄段为20～35岁。超过这一年龄段，女性就开始进入逐步老化的阶段，身体开始出现各种各样衰老的症状。

气血两虚——疲劳难耐

虽然35～45岁仍可生育，但一过35岁，月经周期和经血量等就会逐渐发生变化，内分泌平衡被打破。此外，这一时期生育、育儿及工作等造成的体力消耗，易导致失调、情绪不稳等问题。还会出现自我感觉发冷、彻夜难眠，清晨起床后仍然感觉疲劳难耐。

药膳选用原则

中医学将这一年龄段看作气血开始衰弱的时期。这一年龄段女性应积极摄取不使身体发冷的平性及温性食物，应选择食用补气、养血的药膳。

推荐食材

 草莓

 番茄

 乌鸡

推荐药材

 当归

 山药

 桂圆

阴虚、气郁、血瘀——为更年期综合征而烦恼

闭经的前后10年为更年期，这一时期要经历从生育期到非生育期的诸多重大变化。这一时期，伴随着雌激素的减少，易出现更年期特有的症状，如面部潮红、下半身发冷、焦躁不安、头痛、腰痛等。

药膳选用原则

应多摄取有助于活血的食材和药材。气的运行受阻，易导致焦躁忧虑等心理不调症状，因此也要积极摄取有行气作用的食材。

推荐食材

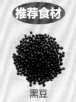 黑豆

 西蓝花

 莲藕

推荐药材

益母草　党参　红花

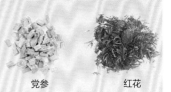

脾肾气虚、血瘀、痰湿——出现各种衰老症状

一过60岁，各种衰老症状就显现出来：皮肤上皱纹、老年斑明显，骨质变脆，腰膝疼痛，易尿频或夜间多尿，记忆力低下。身体各个器官都在衰退，容易受到阿尔茨海默病、肾脏疾病等退化性疾病的影响。这个年龄段的人还易患动脉硬化等心血管疾病。

药膳选用原则

此时脾肾的机能下降，体内血与津液的运行不畅而导致血瘀气滞，容易形成血瘀和痰湿体质。应该选择具有祛痰化湿、活血化瘀功效的原料制作药膳。

推荐食材

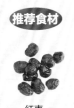 红枣

 香蕉

 黑木耳

推荐药材

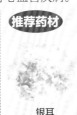 银耳

川芎　丹参

17

男性药膳的选用

男性的衰老是从40岁开始的。一旦进入40岁，男性身体的衰老会迅速推进，身体各种机能的退化伴随着气虚、肾虚而出现。

气血两虚——自我感觉精力减退

40～45岁的男性已过盛年，到了出现身体衰老的阶段，会突然变得易疲劳，脱发、白发问题明显，自我感觉精力减退，易患高血压病、糖尿病等生活习惯病，还易患癌症。

药膳选用原则

这一时期男性的突出问题就是"肾虚"。因老化造成的肾衰退，易导致气血少、易疲劳、性功能衰退等问题。因此应选取补气、养血益肾的原料制作药膳，改善气血不足的症状。

推荐食材

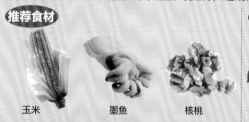

玉米　　墨鱼　　核桃

推荐药材

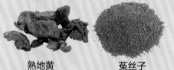

黄精　　熟地黄　　菟丝子

・40～45岁・

肾虚、血瘀、气虚、气滞——排尿及性功能衰退

这一年龄段的男性因肾脏机能衰弱，会出现排尿障碍，越来越多的人为腰膝疼痛、前列腺肥大症、阳痿等症状烦恼，开始实实在在地感到身体在衰老了，还易出现抑郁、焦躁、易怒等情绪。

药膳选用原则

此时肾功能不佳，具有调节自律神经和造血作用的肝的功能也会低下。为提高已衰弱的肾脏机能，制作药膳时应选择气血双补的食材和药材。

推荐食材

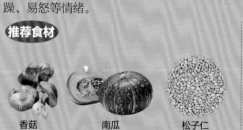

香菇　　南瓜　　松子仁

推荐药材

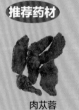

肉苁蓉　　芡实　　甘草

・45～59岁・

脾肾气虚、血瘀、痰湿——疲劳乏力，易生病

身体衰老的影响越发加大，已经表现出明显的衰老，如内脏机能衰退，视力、听力、记忆力低下，消化机能减退，食量小导致营养不良，体力、抵抗力弱，易患感冒、肺炎等传染性疾病。

药膳选用原则

中医学认为，补不足以平衡周身，才能维持健康。男性老年期易出现明显的气血不足，所以应选择适宜的补气和补血的食材和药材。

推荐食材

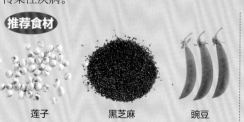

莲子　　黑芝麻　　豌豆

推荐药材

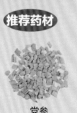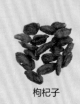

党参　　枸杞子　　何首乌

・60岁以后・

四季药膳的选用

春

万物复苏的春季，身体阳气升发，身心机能被激活。但"肝"，也就是自律神经若过于活跃，易引发身心不适、自律神经不调等问题。通过食用具有理气养血作用的食物，恢复"肝"的正常机能，是春季食物养生的基础。

药膳养生原则

春季养生一般应以补益为主，合理选用益气、活血、养阳的药膳。通常，北方可采用人参、熟地黄、当归、黄芪等；南方适宜采用党参、白术、薏苡仁等。天气明显转暖后，则可进食凉补之品，如玉竹、生地黄、沙参等。

药膳推荐

鸡肝菟丝子汤

材料：

鸡肝 100 克，菟丝子 15 克，盐、水适量。

做法：

❶ 将鸡肝洗净，切成小块；菟丝子洗净，装入纱布袋，扎紧袋口。

❷ 将所有材料一起放在砂锅内，大火煮沸后改用小火煮熬 30 分钟左右，捞去纱布袋即可。

党参粥

材料：

党参 10 克，粳米 100 克，红糖 10 克，水 1 升。

做法：

❶ 将党参用温水浸泡 2 小时，粳米洗净。

❷ 在锅内加 1 升水，大火煮沸后，把党参与粳米一起放入锅中，煮至参烂粥稠、表面有油时，放入红糖调味即可。

夏

闷热的夏季，体内易积热，喝水过多易导致水肿。身体发懒无力、无精打采、无食欲、中暑等是夏季常见症状。选择具有清热利尿作用的食物是夏季食物养生的基础。

药膳养生原则

夏季宜进行"清补"。夏季宜选用味甘、淡，性寒、凉的食物，以调节身体的冷热平衡。少食不易消化的糯食，应多吃苦瓜、丝瓜、莲藕、菠菜、芹菜、茄子等蔬菜，少食韭菜和辣椒等容易上火的蔬菜。

夏季制作药膳应选择清热解暑、利尿祛湿的药材，藿香、半夏、紫苏、竹叶心、麦冬、莲心、桑叶等均可缓解暑热所致的心烦虚汗、疲惫乏力、食欲不振等症。荷叶、薄荷、白菊花、决明子、金银花、板蓝根、鱼腥草等也是适宜药材。

药膳推荐

绿豆百合粥

材料：

鲜百合 100 克，绿豆 25 克，薏苡仁 50 克，白糖、水、盐各适量。

做法：

❶ 鲜百合瓣成瓣，用盐稍渍一遍，洗净。

❷ 绿豆、薏苡仁洗净，加水煮至半熟，加入百合，转小火煮，所有材料酥烂后加适量白糖调味即可。

薏仁冬瓜汤

材料：

薏苡仁 100 克，冬瓜 500 克，生姜片、盐、鸡精、水各适量。

做法：

❶ 冬瓜去皮、瓤，洗净，切块；薏苡仁洗净。

❷ 锅内加适量水，放入薏苡仁，小火炖 1 小时。

❸ 加入冬瓜块、生姜片、盐，再炖半小时，加入鸡精调味即可。

秋

空气干燥，植物开始枯黄的秋季，人体同样缺乏滋润，易引发干咳、哮喘、皮肤干燥等问题。因此，食用具有润肤润肺、防止身体干燥的食物十分重要。

药膳养生原则

秋季风燥盛行，风燥而伤阴，脾胃也易受其影响，故秋季药膳应以清润为主，要多吃些滋阴润燥的食物，以防秋燥伤阴。莴笋、白菜、番茄、冬瓜、芹菜等都非常适合秋季食用。

可以选用桑叶、桑白皮、太子参、西洋参等药材，能够清燥、益气、生津；还可以配以滋阴润肺的药材，如百合、枇杷叶、蜂蜜、沙参、麦冬、玉竹、白芍、天花粉、甘草等；也可加黄芪、党参、人参、白术、红枣等补中益气的药材。

沙参老鸭汤

材料：

沙参 50 克，老鸭肉块 1000 克，葱段、生姜片、黄酒、盐、水各适量。

做法：

❶ 沙参洗净，备用。

❷ 把老鸭肉块洗净，和沙参一起放入砂锅，加适量水，煮沸后撇去浮沫，小火炖 2 小时。

❸ 加葱段、生姜片、黄酒、盐等调料，大火再煮 10 分钟即可。

润肺银耳羹

材料：

银耳 5 克，冰糖 50 克，水适量。

做法：

❶ 将银耳用温水浸泡 30 分钟，洗净，然后撕成片状，放入锅中加适量水，煮沸后，用小火煎熬 1 小时。

❷ 加入冰糖，直至银耳片炖烂为止。

冬

寒冷的冬季，人体新陈代谢变慢，阳气与养分积蓄体内。在中国，冬季被认为是养生的最佳季节。暖身、促进血行、储备元气是冬季食物养生的基础。

药膳养生原则

冬季是进补的好季节，进补要注意养阳。根据中医"虚则补之""寒则温之"的原则，冬季可以选择多吃温性、热性的食物，提高机体的耐寒能力。适合冬天食用的食材有牛肉、鸡肉、羊肉、虾肉等肉食，胡萝卜、葱、蒜、韭菜、芥菜、油菜、香菜等蔬菜，还有黄豆、栗子、蚕豆、红糖、糯米、松子仁等。

制作药膳时，适合选用具有补虚作用的中药，如人参、白术、红枣等补气药，杜仲、核桃仁等补阳药，当归、熟地黄、白芍等补血药，以及百合、麦冬、枸杞子、玉竹等补阴药。

当归炖羊肉

材料：

当归 6 克，羊肉 500 克，红枣 10 颗，啤酒 250 毫升，食用油、盐、生姜片、水各适量。

做法：

❶ 红枣洗净；羊肉洗净，切块，加少量食用油煸炒，加啤酒和适量水。

❷ 生姜片、当归、红枣一同放入锅中，待羊肉块煮烂后，加盐调味即可。

核桃炒虾仁

材料：

虾仁 250 克，核桃仁 50 克，枸杞子 20 克，食用油、料酒、淀粉、盐各适量。

做法：

❶ 枸杞子洗净，用温水浸泡 20 分钟；虾仁洗净，用料酒、淀粉拌匀。

❷ 热锅烧食用油，放入虾仁、枸杞子与核桃仁翻炒 5 分钟，加盐调味即可。

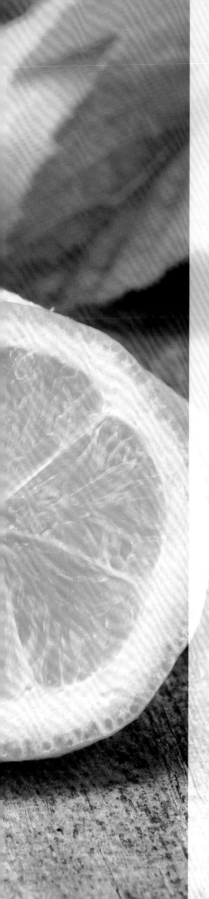

第二章

疏肝理气篇

中医认为，肝属木而性喜条达，主疏泄，为藏血之脏。若情志不畅，肝木失于条达，肝体失于柔和，以致肝气横逆、郁结，则会呈现种种病变。疏肝理气，即疏散肝气郁结，调理肝脏气机，恢复肝脏功能。本章针对肝气郁结导致的疼痛、乳汁不畅、失眠多梦、焦虑烦躁、脂肪肝等多种病症，提供营养而美味的食疗养生药膳。多吃，常吃，并保持良好的生活习惯，就能调理肝脏功能，保持身体健康。

药材、食材推荐

薄荷

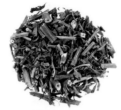

「功效」 疏风散热，疏肝行气。
「挑选」 以叶多而肥厚、色绿、香气浓者为佳。
「禁忌」 体虚多汗者忌服。

佛手

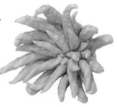

「功效」 疏肝解郁，理气和中。
「挑选」 以质硬而脆、干燥者为佳。
「禁忌」 阴血不足者不宜。

香附

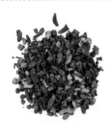

「功效」 疏肝解郁，调经止痛，理气调中。
「挑选」 以个大、色棕褐、质坚实、香气浓郁者为佳。
「禁忌」 凡气虚无滞、阴虚血热者忌服。

香橼

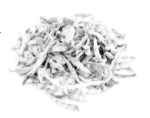

「功效」 疏肝止痛，行气宽中。
「挑选」 以个大、皮粗、色黄白、香气浓者为佳。
「禁忌」 无腹胀者慎服。

陈皮

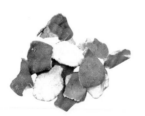

「功效」 理气健脾，燥湿化痰。
「挑选」 以外表面红棕色、内表面浅黄白色、质稍硬而脆、有香气者为佳。
「禁忌」 阴虚燥咳者慎服。

柴胡

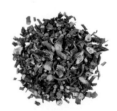

「功效」 解表退热，疏肝解气。
「挑选」 以根条粗长、皮细、支根少者为佳。
「禁忌」 阴虚阳亢、阴虚火旺者忌服或慎用。

檀香

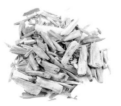

「功效」 行气止痛，散寒调中。
「挑选」 以色黄、质坚而致密、油性大、香味浓厚者为佳。
「禁忌」 阴虚火旺、实热吐衄者慎用。

玫瑰花

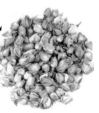

「功效」 疏肝解郁，和血止痛。
「挑选」 以花蕾完整、香味浓郁者为佳。
「禁忌」 月经量过多者忌服。

黑芝麻

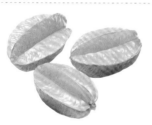

[功效] 补益肝肾，美容养颜。
[挑选] 以色泽鲜亮、纯净，外观黑色，大而饱满，皮薄，嘴尖而小者为佳。
[禁忌] 忌过食，否则易上火生疮。

枸杞子

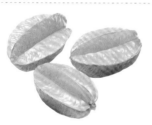

[功效] 滋补肝肾，益精明目。
[挑选] 以红色或紫红色、质柔软、味甜、大小均匀者为佳。
[禁忌] 脾虚便溏者慎服。

阳桃

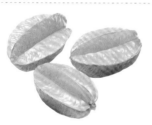

[功效] 促进消化，滋养皮肤。
[挑选] 以皮呈蜡质、光滑鲜艳、肉厚汁多、果味清甜、有蜜味者为佳。
[禁忌] 脾胃虚寒或腹泻患者宜少食。

生姜

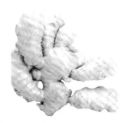

[功效] 解毒除臭，温中止呕。
[挑选] 以颜色淡黄、肉质坚挺、不酥软、姜芽鲜嫩者为佳。
[禁忌] 有内热者忌食。

酸枣仁

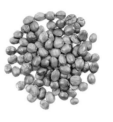

[功效] 养心益肝，安神敛汗。
[挑选] 以表皮较脆、浅黄色、富油性、气微、味淡者佳。
[禁忌] 实邪郁火及患有滑泄症状者慎服。

香菜

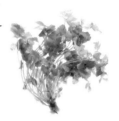

[功效] 消食开胃，止痛解毒。
[挑选] 以枝叶茂盛、颜色鲜绿、气味芳香、带根者为佳。
[禁忌] 胃溃疡、生口疮者少食。

柠檬

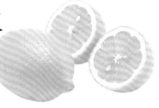

[功效] 化痰止咳，生津健脾。
[挑选] 以色泽鲜艳、没有疤痕、皮较薄、捏起来比较厚实者为佳。
[禁忌] 龋齿者或糖尿病患者慎食。

木瓜

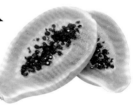

[功效] 消食驱虫，清热祛风。
[挑选] 以长圆形、熟时橙黄色、果肉厚者为佳。
[禁忌] 孕妇和过敏体质者慎食。

疼痛

☀ 疼痛是身体发出的警示信号，说明身体某个部位出问题了。疼痛可由气滞血瘀引起，行气活血就能有效缓解疼痛。

对症药材		对症食材	
川芎	延胡索	鸡蛋	芦笋
郁金	姜黄	豆腐	洋葱
没药	乳香	杨梅	金橘

乳香

芦笋

健康诊所

病因探究 神经性头痛、偏头痛，可以由精神紧张、休息不好或气滞血瘀引起。关节疼痛主要由关节炎、感受寒湿或疲劳、肌肉损伤等引起。

症状剖析 痛可以是单侧或双侧，性质可以是跳痛、刺痛等，有的伴有眼睛肿胀疼痛，严重者会脸色苍白、恶心反胃。关节痛会出现红、肿、热、痛的炎症反应，活动受限。肌肉劳损会引发关节周围肌肉疲劳无力、酸胀疼痛等。

本草药典

延胡索

性味 味辛、苦，性温。

挑选 以个大、饱满、质坚实、断面色黄者为佳。

禁忌 月经过多或血虚无瘀者慎用。

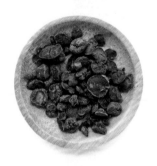

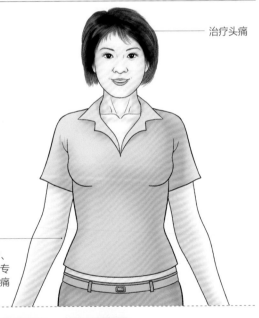

治疗头痛

能行血中气滞、气中血滞，故专治一身上下诸痛

饮食建议

宜

➔ 注意增加钙的摄取，必要时可以服用药物或保健品等。

➔ 多食含硫的食物，如芦笋、鸡蛋、豆腐、洋葱等。硫参与骨骼、软骨和结缔组织的修补与重建，同时促进钙的吸收。

➔ 多食稻米、小麦和黑麦等食物，平时应多喝牛奶、豆浆，多食瘦肉。

保健小提示

➔ 要注意保暖，尤其在春秋季节，气温变化大时，要根据气温高低增减衣服。适当运动，但应避免出汗后着凉。尤其要保护腕、肘、肩、膝等处，避免淋浴或洗冷水澡。

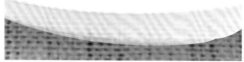

舒筋止痛+养胃补虚

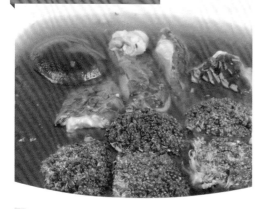

药膳功效

　　此菜品有舒筋止痛、养胃补虚等疗效，可辅助治疗腰腿疼痛、手足麻木、筋络不畅等症状。

虫草瘦肉粥

材料：

　　【药材】冬虫夏草 9 枚。

　　【食材】猪瘦肉 50 克，大米 100 克，水、盐各适量。

做法：

　　❶ 将猪瘦肉洗净，氽烫去除血水，然后切成小方丁备用。

　　❷ 冬虫夏草洗净，放入纱布袋。

　　❸ 将大米淘洗干净，放入锅中，加适量水，放入装着冬虫夏草的纱布袋一同煮。

　　❹ 煮至七成熟后，放入猪瘦肉丁，煮熟后将纱布袋取出，加入盐调味即可。

本草详解

　　冬虫夏草对提高机体免疫力有神奇的功效，还可用于治疗阳痿、腰酸、遗精等病证。品质好的冬虫夏草表面呈深棕黄色至黄棕色，质脆，易折断，断面略平坦，气微腥，味淡。

香菇旗鱼汤

材料：

　　【药材】天花粉 15 克，知母 10 克。

　　【食材】旗鱼肉片 150 克，香菇 150克，西蓝花 75 克，水 500 毫升，嫩姜丝、盐各适量。

做法：

　　❶ 全部药材放入事先备好的棉布袋，旗鱼肉片、香菇、西蓝花洗净，西蓝花切小朵。

　　❷ 水倒入锅中，放入棉布袋和旗鱼肉片、香菇、西蓝花煮沸。

　　❸ 取出棉布袋，放入嫩姜丝和盐调味即可食用。

本草详解

　　知母味苦、甘，性寒。通小肠，消痰止嗽，润心肺，补虚乏，安心止惊悸。知母有润肠作用，故脾虚便溏者不宜用。品质好的知母表面呈黄棕色至棕色，质硬，但易折断，断面呈黄白色，嚼之带黏性。

理气升阳+增强体质

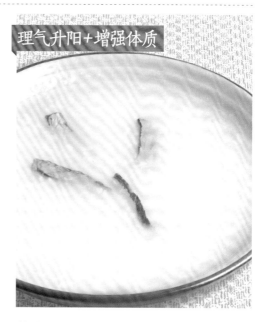

药膳功效

　　本药膳可以理气升阳、增强体质，对于病后体弱、头晕、食欲减退、盗汗、贫血等有辅助疗效。

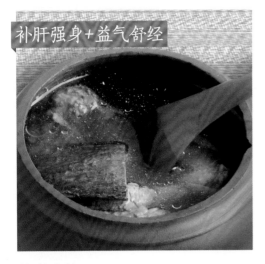

杜仲寄生鸡汤

材料：

【药材】炒杜仲 50 克，桑寄生 25 克。

【食材】鸡腿 1 只，盐 1 小匙，水适量。

做法：

❶ 将鸡腿剁成块，洗净，在沸水中汆烫，去除血水，备用。

❷ 将炒杜仲、桑寄生与鸡腿块一起放入锅中，加水至盖过所有材料。

❸ 用大火煮沸，然后转为小火续煮25 分钟左右，快要熟时，加盐调味即可。

本草详解

杜仲有镇静、镇痛作用，能增强机体免疫功能，有一定的强心作用，能减弱子宫的自主收缩，有较好的降压作用。以炒杜仲的煎剂最好。品质好的杜仲皮厚而大、粗皮刮净、内表面色暗紫、断面有银白色橡胶丝。气微，味稍苦，嚼之有胶状残余物。

药膳功效

此汤具有补肝强身、益气舒经的作用，适用于肾虚乏力、腰腿酸痛、耳鸣心悸、头痛眩晕的患者。杜仲可以补肝肾、强筋骨，对于改善肾虚腰痛、筋骨无力、高血压等效果显著。

山药土茯苓煲瘦肉

材料：

【药材】山药 30 克，土茯苓 20 克。

【食材】猪瘦肉 450 克，盐 5 克，水适量。

做法：

❶ 山药、土茯苓洗净，山药去皮，切块。

❷ 先将猪瘦肉汆烫，去除血水，再切成小块，备用。

❸ 将适量水放入砂锅，加入除盐外的所有材料，待大火煮沸后，改用小火煲 3 小时，直到药材的药性全都浸入汤汁中，然后加盐调味即可。

本草详解

土茯苓味甘、淡，性平，具有解毒、除湿、通利关节的功效，主治梅毒、淋浊、痈肿，以及汞中毒所致的肢体拘挛、筋骨疼痛等症。品质好的土茯苓表面呈黄棕色或灰棕色，质略韧，折断时有粉尘散出，切面类白色至淡红棕色。

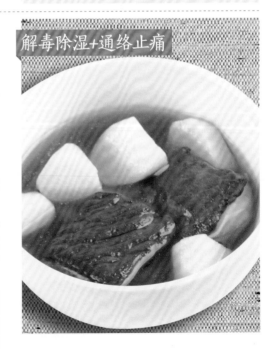

药膳功效

本药膳具有解毒除湿、通络止痛的功效，适合湿热疮毒、筋骨拘挛疼痛的患者食用。

乳汁不畅

☀ 乳房主要由结缔组织和脂肪组织构成。如果气滞血瘀就会出现泌乳不畅、乳房胀痛、乳腺增生等诸多问题。

对症药材		对症食材	
木瓜	枸杞子	花生	丝瓜
王不留行	通草	猪蹄	牛奶
红枣	杏仁	草虾	木瓜
木瓜		花生	

健康诊所

病因探究 乳汁分泌不畅的原因有：乳头过小或内陷，妨碍哺乳，婴儿吸乳时困难；乳腺炎症、肿瘤及外在压迫，导致乳腺管堵塞；或者因产后情绪不稳定、焦虑紧张，引起内分泌紊乱，不能正常产生乳汁。

症状剖析 乳汁分泌不畅时，可能会引起腋下淋巴结肿大，且乳房整体肿胀疼痛。乳汁长时间无法排出，会引起炎症，如低热、淋巴结肿大等，严重影响产妇的健康。

本草药典

通草

性味 味甘、淡，性微寒。
挑选 表面白色，质松软，断面银白色者佳。
禁忌 孕妇慎用。

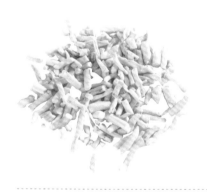

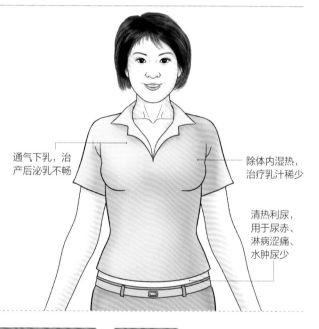

通气下乳，治产后泌乳不畅

除体内湿热，治疗乳汁稀少

清热利尿，用于尿赤、淋病涩痛、水肿尿少

饮食建议

宜
- 可以多吃一些富含胶原蛋白的食物，如猪蹄、鸡爪等。
- 平时食用木瓜，在月经来潮前食用酒酿，促进胸部发育。
- 多食用蛋白质含量丰富的食物，补充钙质、铁和维生素E、维生素B_1。

忌
- 忌服小麦麸、大麦芽、鸡内金、神曲等，否则会减少乳汁分泌。

保健小提示

➔ 当乳汁分泌不畅时，可以进行局部热敷，按摩乳房和乳头，每次5分钟左右；还可以选择按摩乳根穴（在乳头正下方的乳房根部），能减轻乳房肿痛和减少乳腺增生。

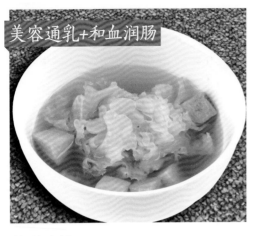

美容通乳+和血润肠

药膳功效

此汤中银耳所含的胶质具有清胃、涤肠的作用。木瓜富含胡萝卜素，是一种天然的抗氧化剂，能有效对抗全身细胞的氧化。二者结合食用，具有强精补肾、润肺止咳、生津降火、和血润肠、养肾补气、强心健脑、提神等功效。常吃还能美容通乳、延缓衰老。

猪蹄煮花生

材料：

【药材】红枣8颗。

【食材】猪蹄块300克，花生仁200克，酱油2大匙，盐1小匙，水适量。

做法：

❶ 猪蹄块洗净，汆烫；花生仁汆烫去涩；红枣洗净。

❷ 花生仁先入锅，加红枣、酱油、盐，并加水直至盖过材料，再以大火煮沸，转小火慢煮30分钟。

❸ 加猪蹄块续煮30分钟。

本草详解

红枣具有补中益气、养血安神的功效，适用于脾气虚弱、消瘦、倦怠乏力、便溏等症。若气虚乏力较甚，宜与人参、白术等健脾益气药配伍。优质红枣的表面呈暗红色，略带光泽，有不规则皱纹，外果皮薄，中果皮棕黄色或淡褐色，肉质柔软。

木瓜炖银耳

材料：

【药材】银耳100克，杏仁5克。

【食材】木瓜1个，白糖2克，水适量。

做法：

❶ 先将木瓜洗净，去皮，去瓤，切块；银耳洗净，泡发；杏仁洗净，泡发。

❷ 炖盅中放水，将木瓜块、银耳、杏仁一起放入炖盅，先以大火煮沸，转小火炖制1～2小时。

❸ 炖盅中调入白糖，拌匀即可。

本草详解

药用木瓜产于安徽宣城，也称"宣木瓜"，主要用以祛湿痹、舒筋活络。我们平时食用的木瓜也叫"番木瓜"，生吃能缓解咽喉不适，对感冒咳痰、便秘、慢性气管炎等有效；蒸熟后加蜂蜜，可治肺燥咳嗽。

理气通乳+养血生精

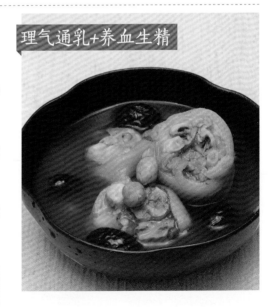

药膳功效

花生具有补血健脾、润肺化痰、止血增乳、润肠通便的功效。本药膳把花生与补血通乳的猪蹄共煮，可理气通乳、养血生精。

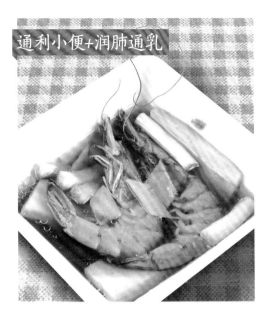

通利小便+润肺通乳

药膳功效

　　草虾味甘、咸，性温，有补肾壮阳、通乳、开胃、化痰之功效。本药膳具有通利小便、润肺通乳的作用。

牛奶炖花生

材料：

　　【药材】枸杞子 20 克，银耳 10 克，红枣 2 颗。

　　【食材】花生仁 100 克，牛奶 1500 毫升，冰糖适量。

做法：

　　❶ 银耳、枸杞子、花生仁、红枣洗净。

　　❷ 砂锅置火上，放入牛奶，加入银耳、枸杞子、红枣、花生仁和冰糖同煮，待花生仁煮烂即成。

食材百科

　　花生营养丰富，蛋白质和脂肪含量很高，还含有丰富的维生素、钙和铁等。花生的叶子、红衣、壳、花生油等皆可入药用，适用于营养不良、脾胃失调、咳嗽痰喘、乳汁缺少等症。还有促进脑细胞发育、增强记忆力的功能。不过发霉的花生有剧毒，切不可食用。

通草丝瓜草虾汤

材料：

　　【药材】通草 6 克。

　　【食材】草虾 2 只，丝瓜 10 克，香油、葱段、蒜片、盐、水各适量。

做法：

　　❶ 将通草、丝瓜、草虾洗干净，丝瓜切块，入锅加水煮沸。

　　❷ 下入葱段、蒜片、盐，用中火煮至将熟时，放入香油，煮沸即可。

食材百科

　　丝瓜有凉血、解热毒、活血脉、祛痰、除热利肠和下乳汁等妙用。女性月经不调也可吃丝瓜来改善。丝瓜藤可用来治疗肺炎、急慢性气管炎及发烧。丝瓜不宜生吃，可烹食、煎汤服，或捣汁涂敷。丝瓜汁水丰富，宜现切现做，避免营养成分流失。

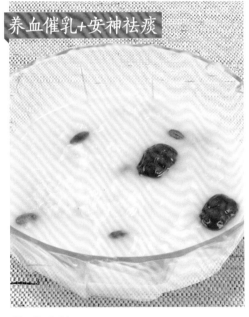

养血催乳+安神祛痰

药膳功效

　　本药膳具有养血催乳、安神祛痰、滋补调气、美白肌肤、舒脾暖胃、松弛神经、减压的作用。

失眠多梦

对症药材		对症食材	
柏子仁	茯苓	猪心	蜂蜜
灵芝	夜交藤	红枣	香蕉
合欢花	酸枣仁	燕麦	莴笋
柏子仁		香蕉	

☀ 失眠指入睡困难或睡中易醒，超过一个月以上的睡眠障碍才能称为失眠。失眠虽然不是严重的疾病，但对人健康和精神的影响很大。

健康诊所

病因探究 失眠可由很多原因引起。比如由于睡眠环境的突然改变而不适应，睡前喝茶、喝咖啡、喝兴奋性饮料、吸烟等不良生活习惯，或者心脏病、关节炎、胃肠病、高血压病等身体疾病都可导致失眠。

症状剖析 失眠是指入睡所需时间超过30分钟；夜间常常醒来或早醒；总的睡眠时间少于6小时。夜晚常常做梦，醒来后能记住梦的内容。失眠会引起疲劳、不安、全身不适而使人无精打采、反应迟缓、头痛、注意力不集中。

本草药典

酸枣仁

性味 味甘、酸，性平。

挑选 表皮呈紫红色或紫褐色，质脆，富油性，气微，味淡者佳。

禁忌 实邪郁火及患有滑泄症状者慎服。

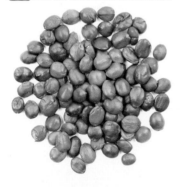

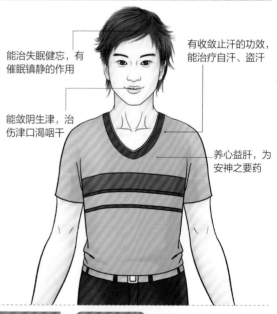

能治失眠健忘，有催眠镇静的作用

有收敛止汗的功效，能治疗自汗、盗汗

能敛阴生津，治伤津口渴咽干

养心益肝，为安神之要药

饮食建议

宜
- ➲ 喝参汤或服用洋参丸及含人参的食疗菜肴宜在上午进行。

忌
- ➲ 忌食辛辣、刺激等食物，少吃油炸、油煎等油腻食品。
- ➲ 晚饭不宜吃得过饱，以免影响胃肠功能，导致失眠。
- ➲ 临睡前不宜喝茶、咖啡及兴奋性饮料。

保健小提示

➲ 睡前用热水泡脚能改善失眠，或者用手掌快速连搓脚底的涌泉穴，直到脚底发热，换另一侧按摩。还可做全身按摩，从搓双耳、挠头皮、叩齿做起，然后双手交替按摩胸、腹部各100次。

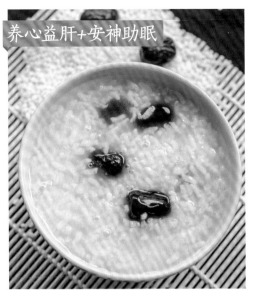

养心益肝+安神助眠

药膳功效

本药膳养心益肝、安神助眠的作用非常显著，可辅助治疗失眠、多梦、健忘、头晕眼花等症状。酸枣仁是助眠中药材，还可安神。

当归炒猪心

材料：

【药材】党参 20 克，当归 15 克。

【食材】新鲜猪心 1 个，食用油、盐、料酒、水各适量。

做法：

❶ 将猪心剖开，去除血水、血块，洗净，切片；将党参、当归洗净，加水煎取药汁。

❷ 热锅烧油，放入猪心片翻炒均匀，倒入药汁和料酒，继续翻炒至猪心片熟，加盐调味，装盘后放上药材装饰即可。

本草详解

党参能补气健脾，还可调理四肢困倦、短气乏力、食欲不振、大便溏软等症。品质好的党参质稍柔软或稍硬而略带韧性，断面稍平坦，有裂隙或放射状纹理，皮部呈淡棕黄色至黄棕色，木部呈淡黄色至黄色。

酸枣仁白米粥

材料：

【药材】酸枣仁 20 克，红枣 5 颗。

【食材】大米 100 克，水 750 毫升。

做法：

❶ 将酸枣仁洗净，装入小棉布袋内；红枣洗净，泡发。

❷ 大米洗净，连同小棉布袋、红枣一起放入锅中，加入 750 毫升水。

❸ 用大火煮沸，转小火续煮半个小时左右，待到大米烂熟，取出小棉布袋即可。

食材百科

中医认为，大米具有补中益气、健脾养胃、益精强志、和五脏、通血脉、聪耳明目、止烦、止渴、止泻等功效。经常喝大米粥也能生津液，因肺阴亏虚所致的咳嗽、便秘患者可早晚用大米煮粥服用。

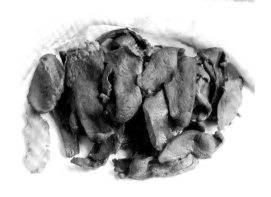

安神定惊+养心补血

药膳功效

本药膳具有安神定惊、养心补血的功效，可用于辅助治疗心虚失眠、惊悸、自汗、精神恍惚等症。猪心是补益食品，常用于心神异常的疾病，即使炖数次，也有功效。

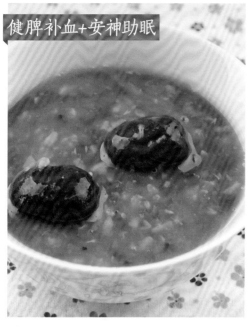

健脾补血+安神助眠

药膳功效

　　本药膳可用于心脾虚损、气血不足所致的失眠、健忘、惊悸、眩晕等症。对耗伤气血的人大有好处。

党参桂圆膏

材料：

　　【药材】党参 250 克，桂圆肉 120 克，沙参 125 克。

　　【食材】蜂蜜、水各适量。

做法：

　　❶ 以适量水浸泡党参、沙参、桂圆肉，然后加热、熬熟。

　　❷ 每 20 分钟取煎液一次，加水再煮，共取煎液 3 次，最后需合并煎液，再转小火煎熬至浓缩。

　　❸ 至黏稠如膏时，加蜂蜜煮沸，停火待冷却装瓶，平时服用。

本草详解

　　沙参具有润肺止咳、养胃生津的功效，常用于治疗热病伤肺或阴虚肺燥之咳嗽。优质的沙参表面为黄白色或淡棕黄色，体轻、质松软，易折断，断面不平坦，黄白色，多裂隙。

荞麦桂圆红枣粥

材料：

　　【药材】桂圆 50 克，红枣 30 克。

　　【食材】荞麦 100 克，白糖 30 克，水适量。

做法：

　　❶ 荞麦洗净，泡发；桂圆去壳备用；红枣洗净，用水泡发。

　　❷ 将砂锅洗净，锅中放水煮沸，放入荞麦、桂圆、红枣，先用大火煮沸，转小火煲 40 分钟。

　　❸ 起锅前调入白糖（也可用砂糖代替），搅拌均匀即可食用。

食材百科

　　荞麦俗称"净肠草"，能调节血脂、软化血管、保护视力、稳定血糖，还具有抗菌、消炎、止咳平喘、祛痰的作用。荞麦还可以做成扒糕或面条，佐以麻酱或羊肉汤。但食用过多会消化不良，脾胃虚寒的人不宜食用。

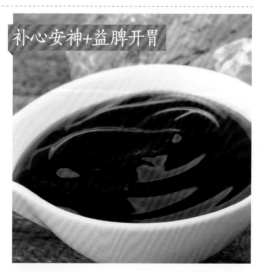

补心安神+益脾开胃

药膳功效

　　本药膳可以滋补强体、补心安神、养血壮阳、益脾开胃。其中，桂圆可以辅助治疗神经衰弱，女性更年期失眠健忘、心烦出汗等症；党参可以治虚劳内伤、胃肠中冷、滑泄久痢、气喘烦渴、发热、自汗等症。

焦虑烦躁

✿ 焦虑是对某些情境或事情产生的一种担忧、紧张、不安、恐惧、不愉快的综合情绪体验。

对症药材		对症食材	
百合	栀子	薏苡仁	鲑鱼
酸枣仁	茯苓	猪心	莲藕
山药	丹参	金针菜	红枣
百合		莲藕	

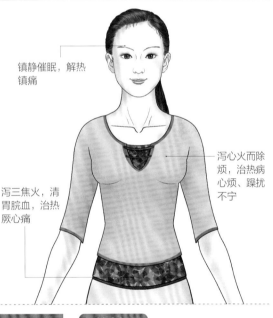

健康诊所

病因探究 产生焦虑的主要原因有：生理因素，如遗传或疾病的影响；心理因素，如心理素质、社会认知能力等；社会因素，如居住空间拥挤、工作压力过大等。

症状剖析 表现为坐立不安、忧心忡忡，常伴有头疼、头昏、心慌气短、易出汗、口干、尿频等躯体不适。若长期处于焦虑、紧张、愤懑不平的状态，会引发高血压病、冠状动脉粥样硬化性心脏病（简称"冠心病"）、支气管哮喘、胃溃疡等疾病。

本草药典

栀子

性味 味苦，性寒。
挑选 种子多数，扁圆卵形，集结成团，深红色或红黄色，表面密具细小疣状突起者佳。
禁忌 阳虚血亏、脾虚便溏者不宜用。

镇静催眠，解热镇痛

泻心火而除烦，治热病心烦、躁扰不宁

泻三焦火，清胃脘血，治热厥心痛

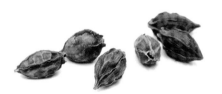

饮食建议

宜
- 增加饮食中蔬菜的比例，最好50%以上。尤其是绿叶蔬菜，能刺激大脑产生快乐感。
- 多吃鱼和坚果，其中的脂肪酸有助于缓解焦虑和沮丧情绪。

忌
- 避免饮用咖啡和兴奋性饮料，远离糖、面粉制品、腌肉及辛辣刺激的调料。

保健小提示

➜ 好好休息是赶走焦虑的一个办法；还要多做运动。运动时，人的身体会产生使人精神放松和愉悦的物质，能让人变得乐观起来；还可以听节奏舒缓的音乐、泡热水澡、按摩太阳穴等。

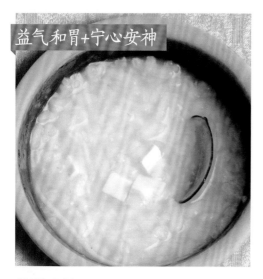

益气和胃+宁心安神

药膳功效

　　本药膳可益气和胃、宁心安神，用于辅助治疗脾胃虚弱、气血两亏，适用于消瘦、食欲不振、病后身体虚弱等症。茯苓味甘、淡，性平，具有渗湿利水、健脾和胃、宁心安神的功效。

党参茯苓粥

材料：

　　【药材】白术、党参、茯苓各9克，甘草3克，红枣适量。

　　【食材】薏苡仁（或胚芽米）适量，水4杯。

做法：

　　❶ 将红枣、薏苡仁洗净，红枣去核。

　　❷ 将白术、党参、茯苓、甘草用水洗净，加入4杯水煮沸后，再转小火煎成2杯，滤取药汁。

　　❸ 在煮好的药汁中加入薏苡仁、红枣，以大火煮沸，再转小火熬煮成粥即可。

本草详解

　　白术具有补气健脾、燥湿利水、安胎的功效，适用于脾气虚弱、脾虚积滞、脾虚饮停、痰饮、肌表不固而汗多及胎动不安等症。优质的白术表面呈灰黄色或灰棕色，质坚硬不易折断，断面不平坦，黄白色至淡棕色。

四仙莲藕汤

材料：

　　【药材】百合、茯苓、山药各12克，红枣3颗。

　　【食材】莲藕片100克，冰糖2大匙，水适量。

做法：

　　❶ 将所有的药材洗净，红枣泡发。

　　❷ 砂锅洗净，置于火上，放入所有药材，加水以大火煮沸，再转小火煎片刻，放入莲藕片，转中火煮至莲藕片变软。

　　❸ 加入冰糖，再煮大约15分钟，拌匀即可。

本草详解

　　百合具有养阴润肺、清心安神的功效，主要用于阴虚燥咳、劳嗽咯血、虚烦惊悸、失眠多梦、精神恍惚等症。优质的百合表面呈白色或淡黄色，光滑，半透明，质硬而脆，易折断，断面平坦，角质样。

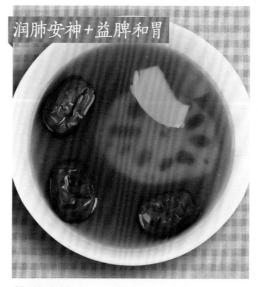

润肺安神+益脾和胃

药膳功效

　　本药膳中的茯苓、山药、莲藕均具有益脾安神、益胃健脾、养血补益的功效。此外，莲藕有一定的健脾止泻作用，能增进食欲、促进消化、开胃健中，适宜胃纳不佳、食欲不振者食用。

补气美容+养心安眠

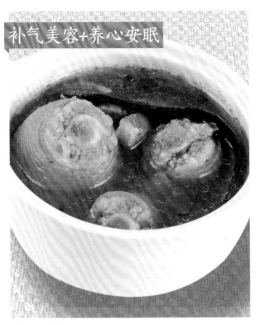

灵芝炖猪尾

材料：

【药材】灵芝5克，陈皮3克。

【食材】猪尾1条，鸡肉200克，猪瘦肉50克，鸡汤1000毫升，生姜片、葱段、料酒、白糖、盐各适量。

做法：

❶ 将猪尾洗净，剁成段；猪瘦肉洗净，切成块；鸡肉洗净，切块；灵芝洗净，切成细丝。

❷ 锅中加水，放入猪尾段、猪瘦肉块、鸡肉块汆烫去除血水。

❸ 将鸡汤倒入锅内，煮沸后加入猪尾段、猪瘦肉块、鸡肉块、灵芝丝、陈皮及生姜片、葱段，炖熟后加盐、料酒、白糖调味即可。

药膳功效

本药膳具有补气美容、养心安眠等功效，适宜中年妇女长期食用。猪尾能补肝肾、强腰膝，其胶质丰富，含钙量多，常服对产后妇女有益。

本草详解

灵芝又称"神芝"，能镇静安神，对神经衰弱、失眠效果很好。品质好的灵芝菌盖近圆形，皮壳坚硬，红褐色或紫黑色，有光泽，有环状或辐射棱纹，菌肉白色至淡棕色。

莲子茯神猪心汤

材料：

【药材】莲子200克，茯神25克。

【食材】猪心1个，葱1根，盐2小匙，水4杯。

做法：

❶ 猪心汆烫去除血水，捞起，再放入水中处理干净；葱洗净，切段。

❷ 莲子、茯神冲净，莲子去心，入锅，然后加水熬汤，以大火煮沸后，转小火煮约20分钟。

❸ 猪心切片，放入熬好的汤中，煮沸后加葱段、盐即可起锅。

本草详解

茯神以开心益智、安心养神的功效为主，用于治疗失眠、健忘、心虚惊悸、小便不利等症。茯苓和茯神相比较而言，茯苓更侧重于利水消肿，而茯神安神效果更好。

养心安神+改善记忆

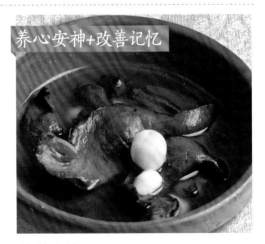

药膳功效

猪心含有蛋白质、脂肪及多种维生素、矿物质，能维护神经系统、消化系统功能，对预防抑郁症有一定的效果。加上莲子和茯神都具有宁心安神、稳定情绪的作用，故本药膳是养心安神、改善记忆的佳品。

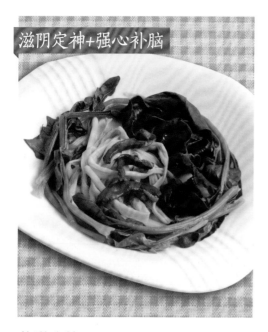

滋阴定神+强心补脑

药膳功效

本药膳具有滋阴定神、强心补脑的功效。黑木耳能有效预防血栓和冠心病的发生，常食可增强免疫力。

鸡丝炒百合

材料：

【药材】新鲜百合 1 颗。

【食材】金针菇 200 克，鸡胸肉 200克，盐 1 小匙，黑胡椒粉、水、油各适量。

做法：

❶ 鸡胸肉洗净，去除血水，切丝备用；百合剥瓣，去除老边和芯，洗净。

❷ 金针菇去蒂，洗净，放入沸水中烫一下，捞起备用。

❸ 油锅加热，陆续下鸡胸肉丝、金针菇、百合、盐、黑胡椒粉、水一起翻炒，炒至百合呈半透明状即可。

食材百科

黑胡椒可辅助治疗便秘、腹泻、消化不良、恶心反胃、脘腹冷痛、失眠、关节痛、口臭等症。胃寒胃痛时，取黑胡椒 10 粒、红枣 3 颗、甜杏仁 5 颗，研碎，温开水送服，每日 1 次，疗效很好。

金针木耳炖肉片

材料：

【药材】黑木耳 1 朵。

【食材】金针菜 100 克，猪肉片 200克，菠菜 1 棵，盐 2 小匙，水适量。

做法：

❶ 金针菜去硬梗，用水泡软，捞起，沥干。

❷ 黑木耳洗净，泡发至软，切小片；菠菜洗净，切段。

❸ 煮锅中加水煮沸后，放入金针菜、黑木耳片、猪肉片，待猪肉片将熟，再加入菠菜段，加盐调味，待水再次沸腾即成。

食材百科

中医认为，金针菜味甘，性平，具有养血平肝、利水消肿、安神明目等作用。金针菜常使用干品，新鲜金针菜含有"秋水仙碱"，会导致腹泻、腹痛，所以一定要煮熟才能食用。

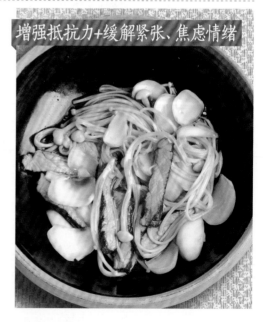

增强抵抗力+缓解紧张、焦虑情绪

药膳功效

本药膳可以增强机体抵抗力，缓解紧张、焦虑情绪，还能维护神经系统和大脑机能的正常运作，减轻偏头痛。

脂肪肝

✿ 肝脏是人体重要的消化和代谢器官，能够分泌胆汁，代谢脂肪和糖类等物质。饮酒、饮食不节制等会导致脂肪肝、酒精肝等疾病。

对症药材		对症食材	
桑葚	女贞子	黄鳝	鸡肉
黑芝麻	墨旱莲	香菇	海带
鳖甲	神曲	黄豆芽	豆腐
桑葚		黄鳝	

健康诊所

病因探究 正常情况下，肝脏内脂肪占肝脏重量的5%，如果超过5%就是脂肪肝。已知肥胖、过量饮酒、糖尿病是脂肪肝的三大病因。此外，高脂饮食、慢性肝病、蛋白质缺乏、妊娠也可能引起脂肪肝。

症状剖析 大多数轻度脂肪肝患者没有明显症状，仅有轻微的疲倦感，而中度或重度脂肪肝患者会出现疲倦乏力、食欲不振、恶心、呕吐、体重减轻、肝区或右上腹隐痛等症状。

本草药典

黑芝麻

性味 味甘，性平。
挑选 优质黑芝麻的色泽鲜亮、纯净；外观大而饱满，皮薄，嘴尖而小。
禁忌 忌过食，否则易上火生疮。

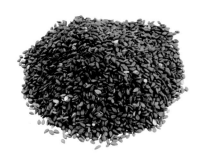

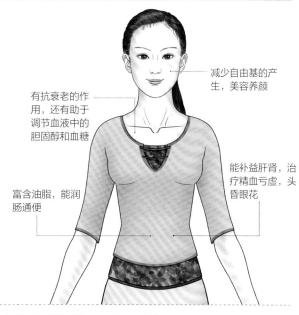

有抗衰老的作用，还有助于调节血液中的胆固醇和血糖

减少自由基的产生，美容养颜

能补益肝肾，治疗精血亏虚，头昏眼花

富含油脂，能润肠通便

饮食建议

宜
➔ 平时饮食注意清淡，保持低糖和低脂肪。
➔ 应补充适量蛋白质，适宜吃蛋白质含量高的瘦肉、河鱼、豆制品等。
➔ 多吃新鲜蔬菜和瓜果等富含膳食纤维的食物，限制热量的摄入。

忌
➔ 睡前不加餐，晚饭不可吃得过饱。

保健小提示

➔ 目前许多年轻人患脂肪肝是由盲目减肥引起的。过分的节食会使肝脏代谢压力增加，损伤肝细胞，从而导致脂肪肝。如果一个月体重下降1/10或以上，患上脂肪肝的可能性非常大。

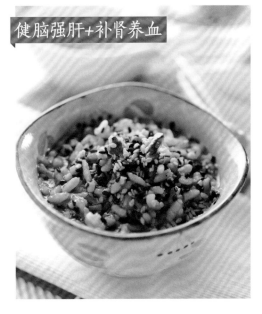

药膳功效

芝麻核桃仁粥是一款美味菜谱，属于广州菜系，此药膳可健脑强肝、补肾养血，可以乌发，预防老年健忘；也是美容佳品，具有滋养皮肤的作用。

鱼头豆腐汤

材料：

【药材】枸杞子 20 克。

【食材】鱼头 200 克，豆腐 200 克，鱼尾 100 克，生姜、葱、食用油、盐、料酒、苜蓿芽、水、红椒丝各适量。

做法：

❶ 苜蓿芽、葱分别洗净，生姜去皮、切片，葱切段；枸杞子冲洗；豆腐切块。

❷ 锅中下油烧热，放生姜片煸香，把鱼头、鱼尾放锅中煎至两面变黄，盛出来。

❸ 锅中加水煮沸，把煎好的鱼头、鱼尾连生姜片一起倒锅中煮沸，倒料酒，去掉浮沫；加入豆腐块煮至汤色变浓白。

❹ 把苜蓿芽、葱段下入汤中，加盐调味，撒入枸杞子、红椒丝即可。

食材百科

豆腐具有益气宽中、生津润燥等功效。适合心血管疾病、糖尿病患者食用。

芝麻核桃仁粥

材料：

【药材】黑芝麻、白芝麻各 15 克，核桃仁 40 克。

【食材】大米 50 克，糯米 30 克，冰糖、水各适量。

做法：

❶ 大米和糯米洗净，用水浸泡约 10 分钟。

❷ 将泡好的大米和糯米一起放入锅中，加水，大火煮沸，转小火慢煮。

❸ 核桃仁和黑芝麻、白芝麻分别炒香。

❹ 米粥煮至黏稠后放入冰糖，待冰糖溶化后放入黑芝麻、白芝麻和核桃仁，搅拌均匀后再煮 2 分钟即可。

食材百科

糯米味甘，性温，具有补中益气、降逆止泻的作用。适宜脾胃虚弱、体疲乏力、多汗及呕吐、泄泻者食用。糯米多用来制作黏性小吃，是粽子、八宝粥和各式甜品点心的主要原料，糯米也可酿造醪糟（即甜米酒）。

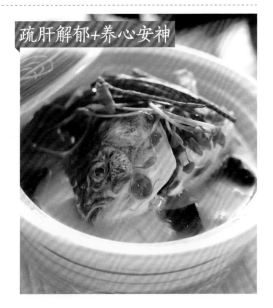

药膳功效

本药膳有疏肝解郁、养心安神、益智补脑的功效，非常适合春季食用，此外，老年人及脑力劳动者宜常食。

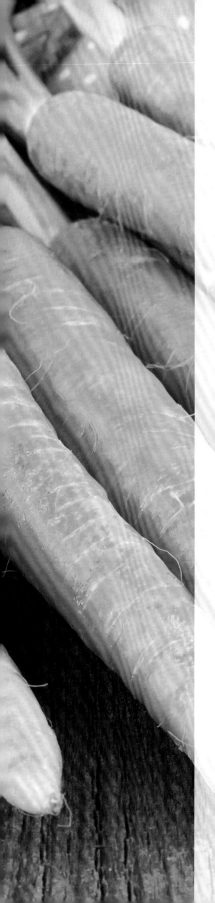

第三章

健脾益胃篇

　　脾与胃通过经脉相连。中医认为，胃主受纳，脾主运化，二者之间的关系是"脾为胃行其津液"，共同完成食物的消化吸收及其精微的输布，从而滋养全身，故称脾胃为"后天之本"。脾胃状况不佳会严重影响身体健康，易导致食欲不振、消化不良、腹泻、便秘、胃肠炎等消化系统病症。本章将推荐相应的养生药膳，让读者以"良药可口"健脾益胃，预防和治疗消化系统疾病。

药材、食材推荐

山楂
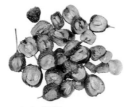

「功 效」消食健胃，行气化瘀。
「挑 选」以果实饱满、色泽深红鲜艳、无虫蛀者为佳。
「禁 忌」胃酸分泌过多者慎用。

神曲
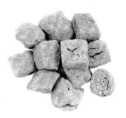

「功 效」健脾开胃，消食化积。
「挑 选」以身干、陈久、无虫蛀、杂质少者为佳。
「禁 忌」脾阴不足、胃火盛者慎服。

红枣
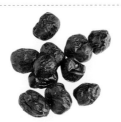

「功 效」健脾和胃，养血安神。
「挑 选」以皮色紫红、有光泽、颗粒大而均匀、皱纹浅者为佳。
「禁 忌」有湿痰、积滞、齿疾、寄生虫病者慎用。

白扁豆
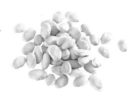

「功 效」健脾暖胃，消暑化湿。
「挑 选」以色泽光亮、颜色白中带绿、颗粒饱满者为佳。
「禁 忌」腹部胀气者忌食。

白术
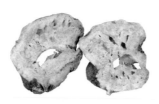

「功 效」益气健脾，养胃生津，止汗，安胎。
「挑 选」以体大、表面灰黄色、断面黄白色、有云头、质坚实者为佳。
「禁 忌」热病伤津、阴虚燥渴者忌食。

山药
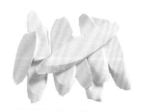

「功 效」补中益气，健脾生血。
「挑 选」以直径2～4厘米、表面呈淡黄白色、断面呈粉质者佳。
「禁 忌」感冒、温热、胃肠积滞者忌用。

麦芽
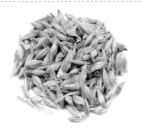

「功 效」开胃健脾，行气消食，回乳消胀。
「挑 选」以色淡黄、有胚芽者为佳。
「禁 忌」哺乳期妇女忌食。

鸡内金
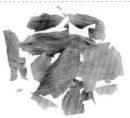

「功 效」消积化食，益胃止呕。
「挑 选」以薄而半透明、质脆、易碎、断面有光泽者为佳。
「禁 忌」脾虚无积滞者慎用。

草莓

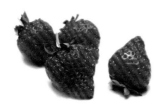

[功效] 润肺生津，健脾和胃。
[挑选] 以色泽鲜亮、颗粒大、香味浓郁、蒂头带有鲜绿叶片者为佳。
[禁忌] 尿路结石者不宜多食。

芡实

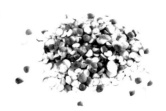

[功效] 健脾止泻，除湿止带。
[挑选] 以颗粒饱满、均匀、粉性足、无破碎者为佳。
[禁忌] 大小便不利者禁服，食滞不化者慎服。

柏子仁

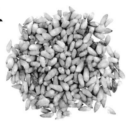

[功效] 养心安神，润肠通便。
[挑选] 灰褐色或紫褐色，无翅或有棱脊，种脐大而明显者为佳。
[禁忌] 便溏及痰多者忌服。

麦冬

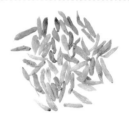

[功效] 养阴润肺，益胃生津。
[挑选] 以身干、体肥大、色黄白、半透明、质柔、有香气、嚼之发黏者为佳。
[禁忌] 脾胃虚寒泄泻、胃有痰饮湿浊及外感风寒咳嗽者均忌服。

香菇

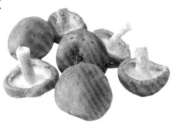

[功效] 益智安神，健脾养胃。
[挑选] 以香味纯正、伞背呈白色或淡黄色者为佳。
[禁忌] 皮肤瘙痒患者忌食。

南瓜

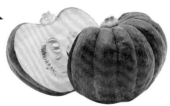

[功效] 补中益气，养胃消食。
[挑选] 以皮深绿色、果肉深黄色、肉厚、鲜嫩不干燥者为佳。
[禁忌] 皮肤有疮毒，易风痒，患黄疸、脚气病者不宜多食。

胡萝卜

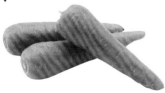

[功效] 益肝明目，健脾和胃。
[挑选] 以形状直顺，肉质和心柱均呈橘红色，且心柱细者为佳。
[禁忌] 胡萝卜不能与酒同食。

青椒

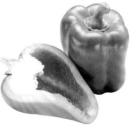

[功效] 温中散寒，开胃消食。
[挑选] 以外形饱满、色泽浅绿、有光泽、气味微辣略甜者为佳。
[禁忌] 阴虚火旺者慎食。

食欲不振

食欲不振，通俗地说就是不想吃东西。中医认为，调理食欲不振，应该从调理脾胃开始，可以多吃一些具有开胃健脾作用的食材和药材。

对症药材		对症食材	
麦冬	莲子	莲藕	排骨
山药	党参	猪肚	柠檬
黄芪	红枣	酸梅	柿子

莲子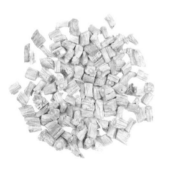
柿子

健康诊所

病因探究 食欲不振是指进食的欲望降低。常见于脾胃虚弱的小孩、老人及工作压力较大的白领，也可由胃肠疾病等身体原因引起。在中医上，食欲不振多与胃部不适有关，比如湿浊碍胃、肝气犯胃、脾胃虚弱、胃阴不足等。

症状剖析 食欲减退表现为对食物的欲望下降，到了就餐时间也不想吃东西，还表现为进食量减少、饥饿感减弱等。生理上出现胃肠蠕动减慢、消化液分泌减少等症状。

本草药典

党参

性味 味甘，性平。

挑选 以条粗长、质柔润、气味浓、嚼之无渣者为佳。

禁忌 不宜与藜芦同用。

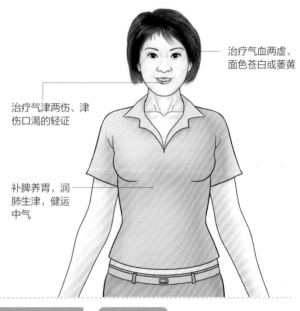

治疗气血两虚、面色苍白或萎黄

治疗气津两伤、津伤口渴的轻证

补脾养胃，润肺生津，健运中气

饮食建议

宜
- 可食用具有香味、辣味、酸味的食物，以刺激胃液的分泌，增进食欲。

忌
- 食欲不振，容易反酸、胃灼热的人一定要禁烟、酒、咖啡、茶，以及生冷、辛辣食物。
- 少吃含淀粉多的食物，如土豆、芋头、粉丝、粉条、红薯、凉粉等。
- 改掉吃零食的坏习惯，定时进餐。

保健小提示

- 食欲不振时，可以多做一些运动，让身体消耗一些能量，调动新陈代谢和胃肠蠕动，从而增进食欲。或者选择按摩外膝眼下3寸的足三里穴，对胃肠虚弱、胃肠功能低下、食欲不振有很好的疗效。

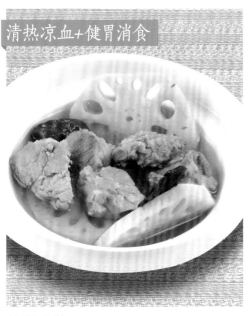

药膳功效

本药膳的主要功效是清热凉血、健胃消食。莲藕具有清热凉血、散瘀止泻、健脾生肌、开胃消食等功效，可用于辅助治疗咳嗽、烦躁口渴、脾虚腹泻、食欲不振等。

四神沙参猪肚汤

材料：

【药材】沙参 25 克，莲子、山药各 200 克，茯苓、芡实、薏苡仁各 100 克。

【食材】猪肚半个，盐 2 小匙，水适量。

做法：

❶ 猪肚洗净，汆烫，切成大块；芡实、薏苡仁淘洗干净，用水浸泡 1 小时后沥干；山药削皮，洗净，切块；莲子、沙参冲净。

❷ 将除盐、莲子和山药块外的材料放入锅中，煮沸后再转小火炖 30 分钟。

❸ 加入莲子和山药块，继续炖 30 分钟，煮烂熟后加盐调味即可。

本草详解

芡实具有益肾固精、健脾止泻、除湿止带的功效。优质的芡实表面有红棕色或暗紫色的内种皮，断面白色，粉性足，无碎末。

双枣莲藕炖排骨

材料：

【药材】红枣、黑枣各 10 颗。

【食材】莲藕 2 节（约 600 克），排骨块 250 克，盐 2 小匙，水适量。

做法：

❶ 排骨块洗净，在沸水中汆烫，去除血水。

❷ 将莲藕冲洗一下，削皮，再切成块；红枣、黑枣洗净，去核，备用。

❸ 将做法 ❶ 和做法 ❷ 的材料放入煮锅中，加水至盖过所有材料（约 6 杯水），煮沸后转小火，炖 40 分钟左右，快起锅前加入盐调味即可。

本草详解

黑枣味甘，性温，能滋补肝肾、润燥生津，能助消化和排出软便，多用于补血，可辅助治疗贫血、血小板减少、肝炎、乏力、失眠。每次食用 5~10 颗为宜。优质的黑枣皮色乌黑有光泽，颗大均匀，短壮圆整，顶圆蒂方，皮面有细浅皱纹。

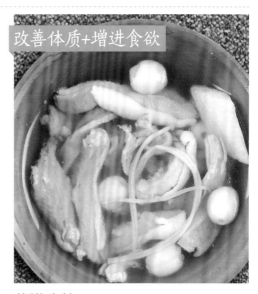

药膳功效

本药膳适合脾胃功能差的人，常服可以适当地改善体质、增进食欲。猪肚具有补虚损、健脾胃的功效，可以补充体力，改善消化功能。

消化不良

☼ 当胃肠不能正常工作时，就会出现消化不良，不仅会给身体带来不适，还会影响身体对营养的吸收利用。

对症药材		对症食材	
莲子	莱菔子	酸奶	话梅
神曲	山楂	乌鸡	金橘
甘草	鸡内金	牛蛙	红茶

甘草   金橘

健康诊所

病因探究 消化不良可分为功能性消化不良和器质性消化不良。功能性消化不良属中医的"脘痞""胃痛""嘈杂"等范畴，其病在胃，涉及肝、脾等脏器，主要有肝气犯胃、饮食停滞、脾胃虚弱、痰湿阻滞、寒热互结而胃脘痞满。

症状剖析 表现为持续或间隔的上腹部不适、饱胀、反酸、嗳气，甚至疼痛等。常因胸闷、饱腹感、腹胀等而不想吃东西或进食较少，夜晚睡眠也会受到影响，入睡后还常做噩梦。

本草药典

山楂

性味 味酸、甘，性微温。
挑选 酸味浓而纯正，肉质柔糯者佳。
禁忌 消化性溃疡患者和孕妇禁用。

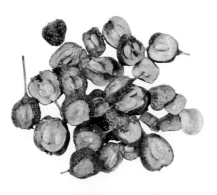

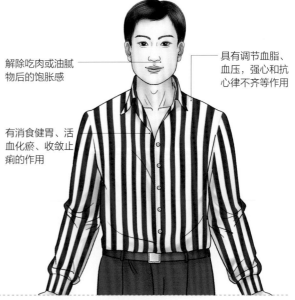

解除吃肉或油腻物后的饱胀感

具有调节血脂、血压，强心和抗心律不齐等作用

有消食健胃、活血化瘀、收敛止痢的作用

饮食建议

宜
→ 饮食应以清淡为主。
→ 宜吃易消化的粥和开胃小菜，少食多餐。

忌
→ 忌食荤腥、油腻、海味等不易消化的食物。
→ 少食刺激性的、生冷的食物，以及咖啡、巧克力、红薯和酸性食物。

保健小提示

→ 常按摩天枢穴和中脘穴、肝俞穴可辅助治疗消化不良。天枢穴在肚脐左右两侧2寸处；中脘穴在肚脐上4寸处；肝俞穴在背部第9胸椎棘突下，旁开1.5寸处。用拇指按揉以上穴位，早晚各一次，一次3分钟。

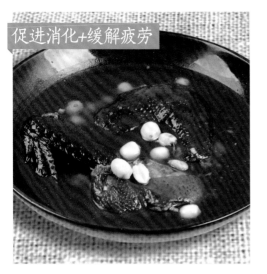

促进消化+缓解疲劳

药膳功效

本药膳可促进消化、清心宁神，能缓解疲劳、倦怠和紧张情绪。可用于辅助治疗带下量多、白浊、尿频或遗尿等。

白果莲子乌鸡汤

材料：

【药材】去心莲子 150 克，白果 10 克。

【食材】乌鸡腿 1 只，盐 5 克，水适量。

做法：

❶ 乌鸡腿洗净，剁块，氽烫后捞起，用水冲净；去心莲子、白果洗净。

❷ 将乌鸡腿块盛入煮锅，加水至盖过材料，以大火煮沸后转小火煮 20 分钟。

❸ 将去心莲子放入煮锅中续煮 15 分钟，再加入白果煮沸，加盐调味即可。

食材百科

乌鸡具有补血益气、健脾养胃的功效，乌鸡炖汤食用，为大补之品，其有效成分能充分析出，尤其适合脾胃虚弱、消化不良者食用。

消脂金橘茶

材料：

【药材】山楂 6 克，决明子 9 克，红枣 3 颗。

【食材】金橘 5 颗，话梅 2 颗，红茶包 1 包，冰糖、水各适量。

做法：

❶ 将决明子、山楂、话梅、红枣、金橘分别洗净备用。

❷ 决明子、红枣加水，以大火煮沸后，加入山楂、话梅、冰糖后煮 15 分钟，将所有药材捞起丢弃，放入红茶包稍微泡过拿起。

❸ 将切半的金橘挤汁，带皮丢入稍浸，捞起丢掉，装壶，饭后饮用。

食材百科

金橘能理气解郁、化痰止渴、消食、醒酒。饮用金橘汁可生津止渴，加梨汁、萝卜汁同饮能辅助治疗咳嗽；加吴茱萸水煎服可辅助治疗胃部冷痛；与藿香、生姜同煎，可缓解受寒恶心。

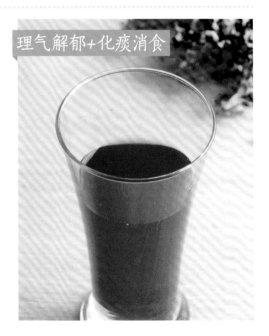

理气解郁+化痰消食

药膳功效

本药膳具有理气解郁、化痰消食的功效，可用于辅助治疗胃肠不适、消化不良等症。其中，金橘的药用价值很高，具有补脾健胃、化痰消气、通筋活络、清热祛寒的功效。

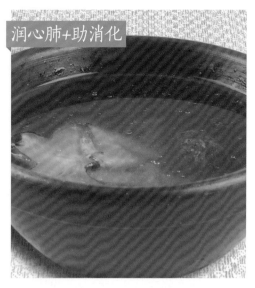

润心肺+助消化

阳桃紫苏梅甜汤

材料：

【药材】麦冬 15 克，天冬 10 克。

【食材】阳桃 1 颗，紫苏梅 4 颗，紫苏梅汁、冰糖各 1 大匙，水适量。

做法：

❶ 全部药材放入棉布袋；阳桃表皮以少量盐搓洗，切除头尾，再切成片状。

❷ 将麦冬、天冬、阳桃片、紫苏梅放入锅中，加水以小火煮沸，加入冰糖搅拌溶化。

❸ 取出装药材的棉布袋，加入紫苏梅汁拌匀，降温后即可食用。

药膳功效

本药膳具有生津、润心肺、助消化的功效。紫苏梅具有下气消痰、润肺、宽肠的功效。阳桃中糖类、果酸的含量丰富，有助消化、滋养、保健的功能，还可以解渴消暑、润喉顺气。

本草详解

天冬能养阴清热、润燥生津，内服可治疗支气管炎、百日咳、口燥咽痛、糖尿病、大便燥结；外用可治蛇咬伤、疮疡肿毒。表面呈黄白色或浅黄棕色，肥满致密，呈半透明状的质量好。

金针菜海参鸡汤

材料：

【药材】当归、黄芪、枸杞子各 10 克。

【食材】金针菜 5 克，海参 200 克，鸡腿 1 个，盐、水各适量。

做法：

❶ 当归、黄芪洗净，煎取药汁；金针菜洗净，泡软；海参切块，和洗净的鸡腿一起用热水汆烫；枸杞子洗净。

❷ 将金针菜、海参块、鸡腿、枸杞子一起放入锅中，加入药汁、盐，煮熟即可。

本草详解

黄芪具有健脾补中、升阳举陷、益卫固表的功效，用于气虚乏力、食少便溏、中气下陷等症。优质的黄芪表面呈淡棕黄色或淡棕褐色，质硬而韧，不易折断，断面纤维性强。

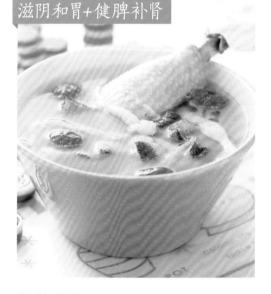

滋阴和胃+健脾补肾

药膳功效

本药膳具有滋阴和胃、健脾补肾、益气补血、延缓衰老和健脾强筋的功效。

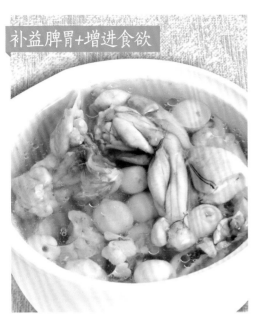

补益脾胃+增进食欲

清心莲子牛蛙汤

材料：

【药材】人参、黄芪、茯苓、柴胡各10克，地骨皮、麦冬、车前子、甘草各5克，去心莲子150克。

【食材】牛蛙3只，水6杯，盐、生姜片各适量。

做法：

❶ 将去心莲子淘洗干净，除其外的所有药材放入棉布袋中扎紧；将去心莲子和棉布袋都放入锅中，加水以大火煮沸，再转小火熬煮约30分钟。

❷ 将牛蛙用水冲洗干净，剁成块，和生姜片一起放入汤中煮沸。

❸ 捞出装药材的棉布包，加盐调味即可。

药膳功效

本药膳选用健脾且易于消化吸收的牛蛙肉为主，可以补益脾胃、增进食欲。莲子补益而不燥，可以健脾胃、止泻。生姜则能够和胃调中，与牛蛙一起煮汤食用可健脾开胃，帮助消化。

本草详解

人参有大补元气、补脾益肺、生津、安神益智的作用，主要用于气虚欲脱、脉微欲绝、脾气不足、气短乏力、津伤口渴等症。优质人参的表面呈淡黄棕色，有不规则纵皱纹及细横纹，质硬，断面黄白色。

草莓小虾球

材料：

【药材】赤芍10克，当归5克，山药块50克。

【食材】草莓7个，虾仁300克，吐司3片，莲藕粉1小勺，米酒1小匙，食用油适量。

做法：

❶ 赤芍、当归洗净，加水煮沸，适时取汁备用；吐司切丁；草莓去蒂，洗净。

❷ 虾仁洗净，和米酒同腌20分钟，拭干，同山药块一同剁碎，加米酒、莲藕粉和药汁，拍打成泥。

❸ 用虾仁山药泥、吐司丁包裹草莓，炸至金黄色起锅，放上剩下的草莓装饰即可。

食材百科

草莓清热解暑、生津止渴、利咽止咳、利尿止泻，可辅助治疗咳嗽、咽喉肿痛、声音嘶哑、烦热口干等。

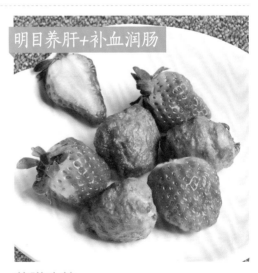

明目养肝+补血润肠

药膳功效

本药膳具有明目养肝、补血润肠的功效。芍药具有健脾胃、助消化的功效，草莓能够清暑止渴、利咽利尿，二者配伍，效果更佳。

腹泻

腹泻是指排便次数增加，粪便中水分较多，可由饮食不当或肠道感染等引起，会导致身体水和电解质平衡失衡。

对症药材		对症食材	
芡实	荷叶	鳝鱼	鸡腿
菟丝子	莲子	紫米	蘑菇
吴茱萸	车前草	生姜	猪肚

菟丝子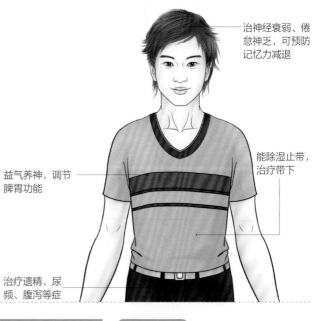

蘑菇

健康诊所

病因探究 中医认为，"泄泻之本，无不由于脾胃"。此病多因感受外邪，如湿热、暑湿、寒湿之邪；情志所伤，忧思郁怒导致肝失疏泄，横逆犯脾而成泄泻；饮食不节，过食肥甘厚味，或进食不洁腐败之物。

症状剖析 排便次数明显超过正常的频率，而且粪质稀薄，粪便中水分增加，或有未消化食物甚至是脓血、黏液。如果是炎症性腹泻，还会伴有腹痛、呕吐、排气等症状，严重者会有发热、出汗、乏力等症状。

本草药典

芡实

性味 味甘、涩，性平。
挑选 颗粒饱满，无异味者佳。
禁忌 便秘、消化不良者忌用。

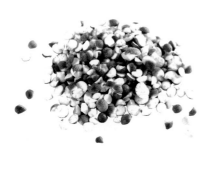

治神经衰弱、倦怠神乏，可预防记忆力减退

益气养神，调节脾胃功能

能除湿止带，治疗带下

治疗遗精、尿频、腹泻等症

饮食建议

宜
- 及时补充水分，最好喝一些糖水和盐水，避免身体电解质平衡紊乱。

忌
- 忌食菠萝、柚子、柠檬、柑橘、西瓜等凉性的食物。
- 少吃菠菜、白菜、竹笋、洋葱、茭白、辣椒等膳食纤维含量高的食物，会加重腹泻。

保健小提示

- 首先要注意饮食卫生，尤其是夏季，不能吃腐败发酸的食物，隔夜的食物应该放到冰箱中存放。养成按时吃饭的好习惯，不能暴饮暴食，少吃冷饮等影响胃肠消化功能的东西。

莲子紫米粥

材料：

【药材】莲子 15 克，桂圆肉 24 克，红枣 5 颗。

【食材】紫米 100 克，白糖、桂花、水各适量。

做法：

❶ 莲子洗净，去心；紫米洗净后以热水泡 1 小时；红枣洗净，泡发，待用。

❷ 砂锅洗净，倒入泡发的紫米，加约 4 杯水，用中火煮沸后转小火。

❸ 放进莲子、红枣、桂圆肉续煮至粥变黏稠，加入白糖调味，撒上桂花即可。

食材百科

紫米是特种稻米的一种，素有"米中极品"之称。紫米粒细长，且表皮呈紫色，分皮紫内白非糯性和表里皆紫糯性两种。民间喜在年节喜庆时做成八宝饭食用，味香微甜，黏而不腻。

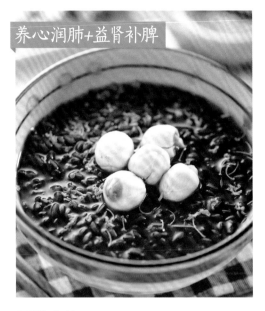

养心润肺+益肾补脾

药膳功效

莲子具有养心补肾、安和五脏、补脾止泻的功效；紫米具有补血益气、健肾润肝之功效。本药膳将二者结合，可以养心润肺、益肾补脾。

柠檬蜂蜜汁

材料：

【药材】柠檬 1 个。

【食材】蜂蜜 15 毫升，温开水 500 毫升。

做法：

❶ 将新鲜柠檬洗净，可根据个人口味，决定是否剥皮，然后榨出酸甜清香的柠檬原汁。

❷ 将柠檬原汁与蜂蜜混合，加入温开水，用勺子以顺时针方向搅拌均匀，可放上一片柠檬片装饰。

本草详解

柠檬能辅助治疗中暑烦渴、食欲不振、怀孕妇女胃气不和等，还能调节血压。柠檬富有香气，和肉类、水产一起烹饪能除腥。将 3 克柠檬果核研成粉，每晚睡前用米酒送服，可治疗劳累过度、全身酸痛无力。需要注意，胃溃疡者禁食。

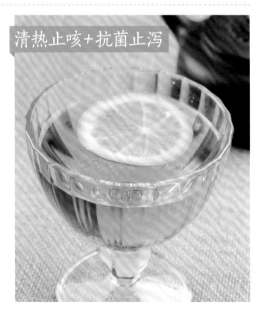

清热止咳+抗菌止泻

药膳功效

此果汁具有清热止咳、抗菌止泻的功效，还有助于使肌肤润滑，防止皱纹生成，预防黑斑、雀斑。

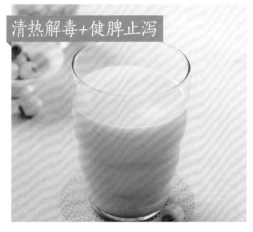

荷叶莲子豆浆

材料:

【药材】鲜荷叶 25 克,莲子 20 克。

【食材】黄豆 70 克,水适量。

做法:

❶ 将黄豆洗净,提前 8 小时用水浸泡;莲子洗净,提前 1 小时用水浸泡。

❷ 将鲜荷叶洗净,撕成小块备用。

❸ 将所有的材料一起放入豆浆机,搅打成汁,煮熟后即可饮用。

药膳功效

荷叶、莲子能清热解毒、消除五脏内的火气,同时还能清心除烦,让人情绪平静。莲子味甘、涩,性平,具有健脾、止泻等功能。用荷叶和莲子做成的豆浆,香气淡淡,清爽、甘甜,具有清热解毒、健脾止泻的功效。

食材百科

黄豆营养价值很高,富含蛋白质及铁、镁、钼、锰、铜、锌、硒等矿物质,以及人体必需的 8 种氨基酸及多种营养物质。中医认为,黄豆具有健脾益气、补血润燥的作用,可用于辅助治疗腹泻、消化不良等症。

莲子冰糖止泻茶

材料:

【药材】莲子 3 克。

【食材】绿茶 5 克,冰糖、沸水、温水各适量。

做法:

❶ 莲子洗净,用温水浸泡 2 小时左右。

❷ 将莲子和冰糖放入锅中炖烂。

❸ 绿茶用沸水冲泡,取汁备用。

❹ 将炖好的莲子冰糖水倒入茶水中拌匀即可。

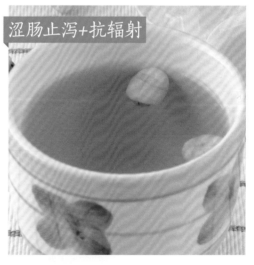

本草详解

莲子具有益肾固精、补脾止泻、止带、养心安神的功效,对于遗精、滑精、带下、食欲不振、烦躁、心悸、失眠等疾病均有疗效。莲子可煎服,或去莲心打碎服用。

药膳功效

本药膳具有涩肠止泻、抗辐射的作用。绿茶含有茶多酚等活性物质,有解毒和抗辐射的作用,能有效阻止放射性物质侵入骨髓;莲子有涩肠止泻的功效。绿茶与莲子、冰糖结合能有效调治受凉或饮食不当引起的腹泻。

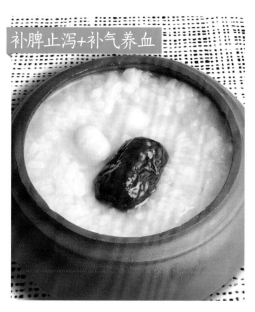

药膳功效

此粥能补脾止泻、补气养血，适合体质较弱者食用。红枣中铁的含量丰富，有助于治疗贫血。

车前草猪肚汤

材料：

【药材】鲜车前草 150 克，薏苡仁 30 克，杏仁 10 克，红枣 3 颗。

【食材】猪肚 2 副，猪瘦肉 250 克，盐 5 克，水 1600 毫升，花生油、淀粉各适量。

做法：

❶ 猪肚用花生油、淀粉反复搓揉，除去黏液和异味，洗净，稍沴烫后，取出切块。

❷ 鲜车前草、薏苡仁、红枣、杏仁分别洗净。

❸ 将水放入瓦煲内，煮沸后加入除盐外的所有材料，大火煲沸后改用小火煲 2 小时，加盐调味即可。

本草详解

车前草有利尿、止泻、明目的作用，主治尿血、小便不通、黄疸、水肿、热痢、泄泻、目赤肿痛、喉痛等。新鲜的车前草可以煮熟后凉拌食用。干品以叶片完整、呈灰绿色者为佳。

莲子红枣糯米粥

材料：

【药材】红枣 10 颗，莲子 150 克。

【食材】糯米 1 杯，水 6 杯，糖桂花适量。

做法：

❶ 莲子洗净，去莲心；糯米淘净，加水以大火煮沸，转小火慢煮 20 分钟。

❷ 红枣洗净，泡软，与莲子一同加入已煮开的糯米中续煮 20 分钟。

❸ 等莲子熟软，米粒呈糜状，加糖桂花调味，搅拌均匀即可。

食材百科

糖桂花是用新鲜桂花和白糖精加工而成的，广泛用于汤圆、粥、月饼、糕点、蜜饯、甜羹等传统小吃和点心的辅助原料，色美味香。桂花中所含的芳香物质能够稀释痰液，促进呼吸道痰液的排出，具有化痰、止咳、平喘的作用。

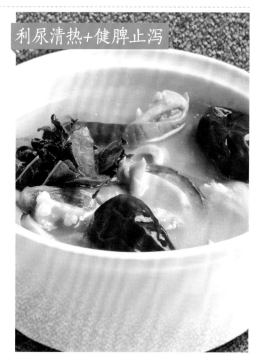

药膳功效

本药膳具有利尿清热、健脾止泻的功效，对湿热中阻型的急性胃炎患者有益。

便秘

☀ 因为粪便过于干燥而排便困难称为便秘，还会出现排便次数明显减少，2~3天或更长时间一次，排便无规律。

对症药材		对症食材	
黑芝麻	当归	雪梨	豌豆荚
无花果	松子仁	玉米粒	蜂蜜
柏子仁	决明子	南瓜	韭菜
无花果		雪梨	

健康诊所

病因探究 便秘的病因是多方面的，历代中医对此有很多论述。如感受外邪，肾脏受邪致使津液枯竭，胃肠干涩；肠、胃、肝等脏腑热结，致使津液干燥。病因还有宿食留滞、痰饮湿热结聚、气机郁滞、胃肠阴寒积滞等。

症状剖析 便秘是指大便次数减少，便质干燥，排出困难；或粪质不干，排出不畅。有时伴见腹胀、腹痛、食欲减退、嗳气反胃等症。如果用力排便会诱发心肌梗死和脑卒中，长期便秘会引发痔疮。

本草药典

柏子仁

性味 味甘，性平。

挑选 灰褐色或紫褐色，无翅或有棱脊，种脐大而明显者佳。

禁忌 大便溏薄者、痰多者忌食。

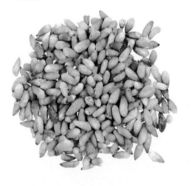

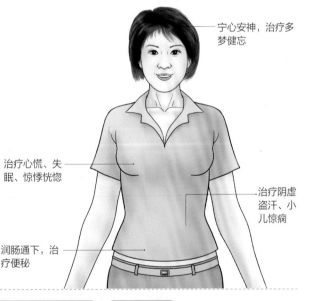

- 宁心安神，治疗多梦健忘
- 治疗心慌、失眠、惊悸恍惚
- 治疗阴虚盗汗、小儿惊痫
- 润肠通下，治疗便秘

饮食建议

宜
- 便秘人群宜多吃粗粮，如糙米和胚芽米、玉米、小米、燕麦等。
- 根菜类和海藻类膳食纤维较多，对防治便秘有很好的效果。

忌
- 如果是由结肠痉挛引起的便秘，应该避免食用豆类、甘蓝等容易造成排气的食物。

保健小提示

➔ 除了调整饮食，按摩支沟穴和天枢穴，也能刺激胃肠蠕动，有助于缓解便秘。在排便后用温水坐浴10~15分钟，并做提肛运动，能有效预防痔疮的发生。

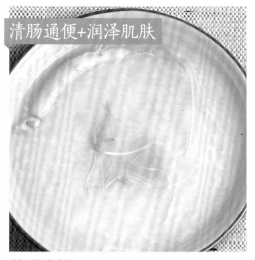

清肠通便+润泽肌肤

药膳功效

此粥有调中补气、清肠通便、润泽肌肤的作用，适合因气虚而导致的面色苍白，以及由气血两虚而导致的大便秘结等。蜂蜜具有补中、润燥、止痛、解毒等功效，可辅助治疗肺燥咳嗽、肠燥便秘、胃肠疼痛、喉痛、口疮等症状。

人参蜂蜜粥

材料：

【药材】人参 3 克。

【食材】蜂蜜 50 毫升，生姜、韭菜各 5 克，蓬莱米 100 克，水、绿豆芽各适量。

做法：

❶ 将人参洗净，放入水中泡一夜；生姜洗净，切片；韭菜洗净，切末；绿豆芽洗净。

❷ 将泡好的人参连同泡参水，与洗净的蓬莱米一起放入砂锅中，中火煨粥。

❸ 待粥将熟的时候放入蜂蜜、生姜片、韭菜末、绿豆芽调匀，再煮片刻即可。

食材百科

韭菜富含膳食纤维，能促进肠蠕动，缓解便秘，增进食欲。包馅最好用紫根韭菜，青根韭菜一般茎粗、叶子宽，适合炒菜，常搭配鸡蛋、虾仁。

松子仁炒玉米

材料：

【药材】松子仁 20 克。

【食材】玉米粒 200 克，豌豆仁、胡萝卜丁各 15 克，盐 5 克，油适量。

做法：

❶ 玉米粒、豌豆仁洗净，焯水后捞出沥干；热锅后，放入松子仁炒香即可盛出，注意不要在锅内停留太久。

❷ 锅中加油烧热，加入胡萝卜丁稍炒后，加入玉米粒和豌豆仁，炒至入味时，再加炒香的松子仁和盐拌匀即可。

食材百科

玉米能调中开胃、利尿、调血脂，适合食欲不振、小便不利或水肿、高脂血症、冠心病等患者食用。玉米胚芽能增强新陈代谢、调整神经功能。不过，玉米发霉后会产生致癌物，绝对不能食用。

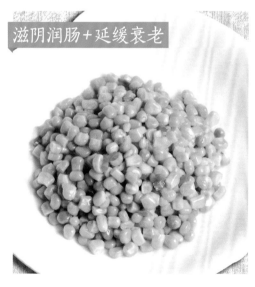

滋阴润肠+延缓衰老

药膳功效

本药膳具有滋阴润肠、延缓衰老的作用，可改善肺燥咳嗽、皮肤干燥、大便干结，适合肥胖病、高脂血症、高血压病、冠心病等患者食用。

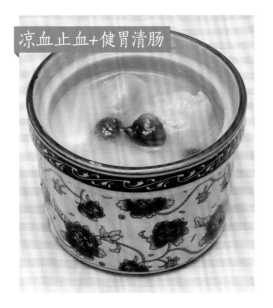

无花果木耳猪肠汤

材料：

【药材】无花果 50 克。

【食材】黑木耳 20 克，荸荠 100 克，猪肠 400 克，花生油、淀粉、盐、水各适量。

做法：

❶ 无花果、黑木耳和荸荠洗净，前两者用水浸泡 1 小时，荸荠去皮；猪肠用花生油、淀粉反复搓揉，去腥味和黏液，冲洗干净，焯水，切段。

❷ 取适量水放入瓦煲内，煮沸后加入做法 ❶ 的材料，再次煮沸后转小火煲3 小时，最后加盐调味即可。

药膳功效

本药膳能凉血止血、健胃清肠，适用于高血压病、大肠热燥所引起的便秘等症状。黑木耳是常见食材，具有凉血、止血的功效；荸荠具有清热、化痰、消积等功效；猪肠有益肠道，是辅助治疗久泻脱肛、便血、痔疮的首选食材。

本草详解

无花果能润肺止咳、清热润肠，可用于治疗咳喘、咽喉肿痛、便秘痔疮等。同番木瓜一样，无花果还可以当水果鲜食。购买新鲜的无花果，应选个头较大、果肉饱满甚至裂开的，一般紫红色表示果实已成熟，也有的无花果成熟时为黄色。

红枣柏子小米粥

材料：

【药材】柏子仁 15 克，红枣 10 颗。

【食材】小米 100 克，白糖、水各适量。

做法：

❶ 将红枣、柏子仁、小米洗净，再将红枣、小米分别放入碗内，加水泡发。

❷ 砂锅洗净，置于火上，将红枣、柏子仁放入砂锅内，加水煮沸后转小火。

❸ 加入小米，共煮成粥，至黏稠时，加入白糖，搅拌均匀即可。

食材百科

小米富含人体必需的氨基酸，是体弱多病者的滋补保健佳品。小米的颗粒很小，呈黄色或黄白色，是中国北方人民的主粮之一。小米可以酿醋、酿酒。

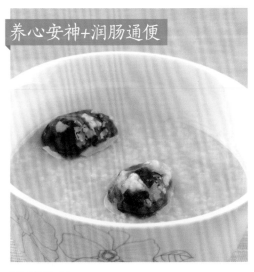

药膳功效

本药膳具有健脾胃、养心安神、润肠通便等功效，常用来辅助治疗惊悸、失眠、遗精、盗汗、便秘等症。

慢性胃炎

对症药材		对症食材	
山楂	神曲	猴头菇	猪肚
红枣	鸡内金	卷心菜	香蕉
白扁豆	麦芽	甜椒	土豆

鸡内金

卷心菜

☼ 随着现代生活压力的加大，越来越多的人患上了慢性胃炎，出现食欲不振、消化不良、胃痛、胃胀等症状。

健康诊所

病因探究 慢性胃炎在中医上有"胃脘痛""痞满""吞酸""嘈杂""纳呆"等不同说法。中医认为，慢性胃炎多因情志不畅、饮食不节、劳逸失常，导致肝气郁结、脾失健运、胃脘失和，日久中气亏虚，从而引发种种身体不适。

症状剖析 大多数患者会出现消化不良的症状，如上腹隐痛、食欲减退，进食后胃部饱胀、反酸等。萎缩性胃炎患者可出现贫血、腹泻等；胃溃疡患者上腹疼痛较明显，常觉得饥饿，进食后会缓解。

本草药典

白扁豆

性味 味甘，性微温。
挑选 色泽光亮、颗粒饱满者为佳。
禁忌 腹部胀气者忌食。

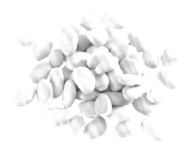

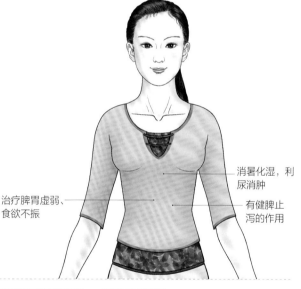

治疗脾胃虚弱、食欲不振

消暑化湿，利尿消肿

有健脾止泻的作用

饮食建议

宜
- ➲ 有规律地进餐，进餐时细嚼慢咽。
- ➲ 要注意胃部保暖，防止因着凉而引起胃痉挛疼痛。
- ➲ 正餐之间可少量加餐。

忌
- ➲ 不宜吃得过饱，餐后不要立即饮水。
- ➲ 少吃生冷食物和肥腻、甘厚、辛辣的食物，少饮酒及浓茶。

保健小提示

➲ 吸烟也是慢性胃炎的诱因之一。尼古丁能使胃黏膜中的血管收缩，导致黏膜缺血，抵抗外界感染的能力下降；还能促进胃酸分泌增加，破坏胃黏膜。因此，患有慢性胃炎的人最好戒烟。

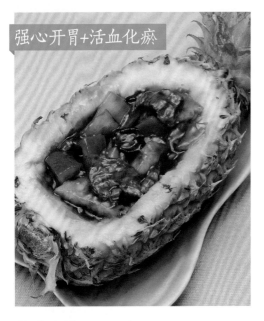

强心开胃+活血化瘀

山楂牛肉菠萝盅

材料：

【药材】山楂 5 克，甘草 2 克。

【食材】菠萝 1 个，牛肉片 80 克，竹笋块 10 克，青椒片 5 克，洋菇块 5 克，生姜末 3 克，番茄酱、食用油、水各适量。

做法：

❶ 菠萝洗净，切成两半，挖出果肉，做成菠萝盅备用；牛肉片炸熟；山楂、甘草洗净，加水熬煮后滤取药汁。

❷ 菠萝果肉榨成汁，加番茄酱、药汁，煮成汁，最后淋在牛肉片上。

❸ 另起油锅，将生姜末、竹笋块、青椒片、洋菇块和牛肉块拌炒均匀，装入菠萝盅即可。

药膳功效

本药膳具有强心开胃、活血化瘀的功效。牛肉含有蛋白质、脂肪、矿物质及维生素等，其功效为补脾胃、益气血、强筋骨。山楂味酸、甘，性温，有消食健胃、活血化瘀的功效。

食材百科

菠萝具有健胃消食、清胃解渴、止泻等功效，适宜肾炎、高血压病、支气管炎、消化不良的人食用。在夏季食用可消暑生津，不过要注意用淡盐水浸泡后再吃，防止发生过敏反应。

人参红枣粥

材料：

【药材】人参 3 克，红枣 3 颗。

【食材】大米 50 克，冰糖、水各适量。

做法：

❶ 将人参、红枣、大米洗净，大米盛碗放水泡软，红枣泡发。

❷ 将砂锅洗净，放入人参，再倒入适量水，用大火煮沸，转小火煎煮成人参汤汁备用。

❸ 加入大米和红枣，续煮，待汤汁变稠即可熄火。起锅前，加入适量冰糖调匀即可。

食材百科

冰糖是砂糖的结晶再制品。自然生成的冰糖有白色、微黄色、淡灰色等，具有补中益气、和胃润肺、止咳化痰等功效，可用来烹羹炖菜或制作甜点。

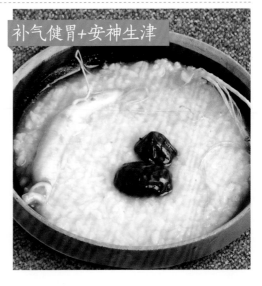

补气健胃+安神生津

药膳功效

本药膳的功效是补气健胃、安神生津。人参可治劳伤虚损、食少、倦怠、反胃吐食、大便滑泄、虚咳喘促等。

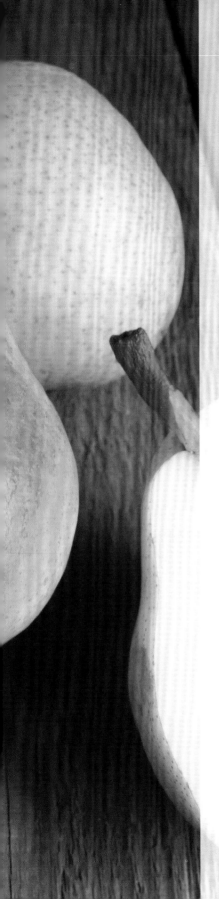

第四章

润肺止咳篇

中医认为，"肺为娇脏""温邪上受，首先犯肺"，也就是说，肺最容易受到外来有害物质侵害。肺部受到有害物质侵害，会导致咳嗽、痰多、气喘、气管炎等相关疾病。要想促进肺功能，就要坚持锻炼身体，全面增强体质；还要吃对食物，营养摄入均衡。利用药膳来养肺是本章重点，药膳方中不仅有滋阴润燥的食物，如鸡蛋、豆腐、蜂蜜等；也有生津养肺的食物，如橘子、梨、葡萄等。

药材、食材推荐

百合

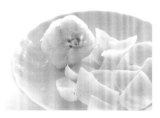

「功效」清火润肺，滋阴安神。

「挑选」以个大饱满、颜色洁白无黄斑、底部少泥土者为佳。

「禁忌」脾胃虚寒、腹泻者不宜用。

玉竹

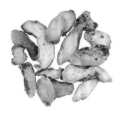

「功效」滋阴润肺，养胃生津。

「挑选」以表面金黄色、断面黄白色、半透明、质柔软者为佳。

「禁忌」痰湿气滞、脾虚便溏者慎用。

白果

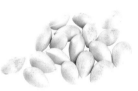

「功效」敛肺定喘，收涩止带。

「挑选」以个大均匀、种仁饱满、壳色白黄者为佳。

「禁忌」白果有小毒，不可多用，小儿尤当注意。

天冬

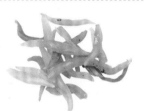

「功效」养阴清热，润肺滋肾。

「挑选」以肥满、致密、黄白色、半透明者为佳。

「禁忌」脾虚泄泻、痰湿内盛者忌用。

知母

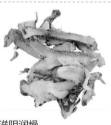

「功效」清热泻火，滋阴润燥。

「挑选」以表面黄棕色至棕色、质硬易折断、断面呈黄白色者为佳。

「禁忌」脾虚便溏者禁服。

甘草

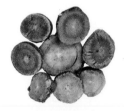

「功效」清热解毒，祛痰止咳。

「挑选」以淡褐色、有香甜味、粗大、断面致密、无断裂者为佳。

「禁忌」湿盛胀满、水肿者慎服。

罗汉果

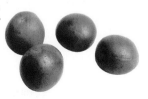

「功效」清肺利咽，化痰止咳。

「挑选」以个大形圆，色泽黄褐，壳不破、不焦，味甜者为佳。

「禁忌」风寒感冒、风寒咳嗽者忌食。

苦杏仁

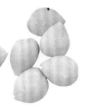

「功效」止咳平喘，润肠通便。

「挑选」以颗粒饱满、表皮黄褐色、有苦香味、多油分者为佳。

「禁忌」阴虚咳喘及大便溏泄者忌服。

白萝卜

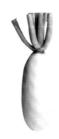

「功效」化痰清热，下气宽中。
「挑选」以根茎白皙细致、表皮光滑、分量较重者为佳。
「禁忌」脾胃虚弱者不宜多食。

川贝母

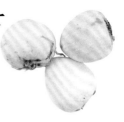

「功效」清热化痰，润肺止咳。
「挑选」以嚼之成粉末状、口感微甜回味苦者为佳。
「禁忌」脾胃虚寒及有湿痰者不宜服。

沙参

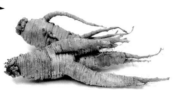

「功效」养阴清热，润肺化痰。
「挑选」以粗细均匀、肥壮、色白者为佳。
「禁忌」风寒咳嗽者禁服。

松子仁

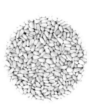

「功效」润肠通便，润肺止咳。
「挑选」以种皮坚硬、破碎后或可见种仁、卵状长圆形、先端尖、淡黄色或白色者为佳。
「禁忌」脾虚便溏、湿痰者禁用。

鸭肉

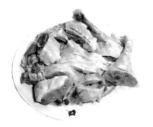

「功效」养胃生津，滋阴止咳。
「挑选」肉质紧实、有弹性、有光泽者为新鲜鸭肉。
「禁忌」腹泻、腰痛、痛经者不宜食用。

雪梨

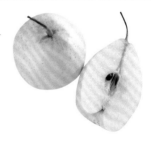

「功效」润肺清心，化痰止咳。
「挑选」以皮细薄、形状饱满、汁多肉脆者为佳。
「禁忌」糖尿病患者忌食。

莲藕

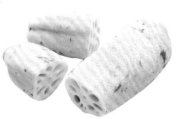

「功效」润肺止咳，通便消脂。
「挑选」以藕身肥大、肉质脆嫩、水分多而甜、有清香者为佳。
「禁忌」产妇不宜过早食用。

无花果

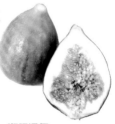

「功效」润肺利咽，润肠通便。
「挑选」颜色为红褐色、头部出现龟裂、触感柔软者佳。
「禁忌」大便溏薄者不宜生食。

肺阴虚

身体里的体液属阴，肺阴缺失就会引起肺燥，会有呼吸干燥、干咳、发热等症状，还易导致呼吸道感染。

对症药材		对症食材	
玉竹	白果	鸭肉	白菜
麦冬	百合	蜂蜜	银耳
西洋参	菊花	蛤蜊	梨
菊花		蛤蜊	

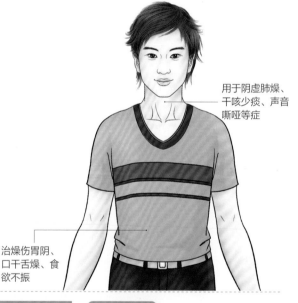

健康诊所

病因探究 阴指人身体里的津液，当津液不足时就是阴虚。肺阴虚是指体内阴液不足而不能润肺，常发生在秋季，秋季燥邪犯肺，易伤津液，肺阴亏耗，津液不足，因而导致体内虚火旺盛。

症状剖析 肺阴虚可见恶寒发热、头痛鼻塞、干咳少痰、咽喉疼痛等。还会累及胃肠，出现食欲不振、消化不良、腹胀便溏、形体消瘦。此外，午后潮热、盗汗、五心烦热、颧红等也是常见症状。

本草药典

玉竹

性味 味甘，性微寒。
挑选 呈黄白色、半透明者为佳。
禁忌 脾虚便溏者慎服。

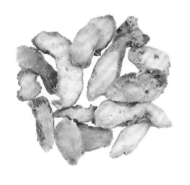

用于阴虚肺燥、干咳少痰、声音嘶哑等症

治燥伤胃阴、口干舌燥、食欲不振

饮食建议

宜
- 宜清淡，吃容易消化的食物，推荐青菜瘦肉粥、馄饨等。
- 宜多吃海参、蛤蜊、蚌肉、鸭肉、梨、桑葚、干贝等，多喝牛奶。

忌
- 应少吃寒凉的和不应季的食物，即使在夏季也要少吃冷饮。
- 少吃辛辣的食物。

保健小提示

- 肺燥会引发咽痛、咽痒、干咳无痰。这时候要注意居住环境的湿度调节，尤其是干燥的秋冬季节，可以用加湿器来缓解干燥。同时注意常喝水，既能滋润咽喉，又能补充身体流失的水分。

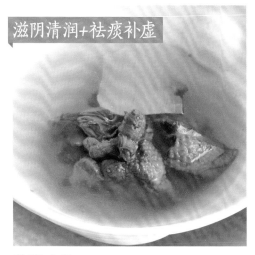

滋阴清润+祛痰补虚

玉竹沙参焖老鸭

材料：

【药材】玉竹 50 克，沙参 50 克。

【食材】老鸭 1 只，葱、生姜、水、盐各适量。

做法：

❶ 将老鸭洗净，切块后放入锅中；生姜去皮，切片；葱洗净，切末。

❷ 锅中放入沙参、玉竹、生姜片，加水用大火煮沸。

❸ 转用小火煨煮，1 小时后加入盐，撒上葱末即可。

药膳功效

本药膳是常用的滋补品，可滋阴清润、祛痰补虚。沙参可滋阴清肺，玉竹可养阴润燥，老鸭可益胃生津、防痨止嗽、清热、止热。三者同食，滋补养阴的效果更好。

本草详解

玉竹具有养阴润燥、生津止渴的功效，主要用于燥热咳嗽、津伤口渴、阴虚外感、头痛身热等症。优质的玉竹表面呈黄白色至土黄色，有细纵皱纹，质柔韧，有时干脆，易折断，断面黄白色，颗粒状。

山药白果瘦肉粥

材料：

【药材】白果 10 克，山药 20 克，红枣 4 颗。

【食材】猪瘦肉 30 克，生姜丝 8 克，盐 1 克，大米、水各适量。

做法：

❶ 山药去皮，洗净，切片；红枣洗净，泡发；猪瘦肉洗净，切丝；白果、大米淘洗净。

❷ 砂锅注水煮沸，放入大米，煮成粥；放入白果、山药片煮 5 分钟后加入红枣、猪瘦肉丝、生姜丝煮烂，放适量盐调味即可。

本草详解

山药具有益气养阴、补脾肺肾、固精止带等功效，适用于脾虚食少、倦怠乏力、肺虚喘咳等症。优质的山药质坚实，不易折断，断面白色，颗粒状，粉性，散有浅棕黄色点状物。

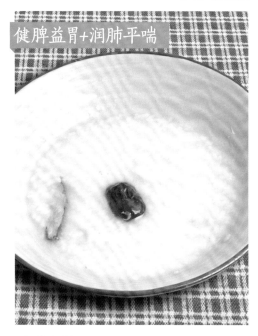

健脾益胃+润肺平喘

药膳功效

本药膳具有健脾益胃、润肺平喘的功效，可用于肺部虚寒、身体虚弱、气血不足、少食体倦等病症。

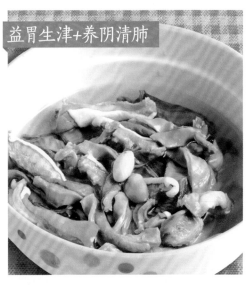

白果玉竹猪肚煲

材料：

【药材】白果 50 克，玉竹 10 克。

【食材】猪肚 1 副，生姜片 10 克，葱、盐各 5 克，水适量。

做法：

❶ 锅上火，注入适量水，放入生姜片煮沸，再加入猪肚约 10 分钟，捞出洗净，晾凉。

❷ 将猪肚洗净，切成片；玉竹泡发，切片；白果洗净；葱洗净，切段，备用。

❸ 锅中加适量水，放入生姜片、葱段，待水沸放入猪肚片、玉竹片、白果等，大火煮沸，转小火煲约 2 小时，加入盐调味即可。

药膳功效

本药膳具有益胃生津、养阴清肺的功效。本品制作时选用了猪肚这一材料，猪肚即猪胃，为补脾胃的重要食材；白果具有敛肺化痰、定喘、止带缩尿的功效。

食材百科

猪肚具有补虚损、健脾胃的功效，适合虚劳羸弱、泄泻者食用。

西芹百合炒白果

材料：

【药材】百合 300 克，白果 50 克。

【食材】西芹段 500 克，生姜片、葱段、盐各 5 克，鸡蛋面 200 克，水淀粉 10 克，胡萝卜片、食用油各适量。

做法：

❶ 西芹段、百合洗净；白果洗净，焯水；鸡蛋面用沸水煮熟，裹上水淀粉，油炸熟装盘备用。

❷ 锅中加油烧热，放入白果翻炒，加水淀粉勾芡，盛出备用。

❸ 锅中再次加油烧热，爆香生姜片、葱段，加入西芹段、百合，翻炒至熟，加盐调味，再加入白果、胡萝卜片翻炒均匀，盛在鸡蛋面上即可。

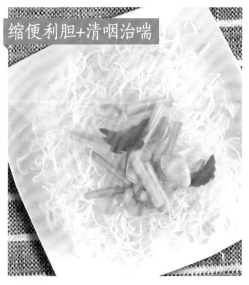

药膳功效

本药膳具有缩便利胆、清咽治喘等功效。白果具有敛肺气、治哮喘、定喘嗽、止带浊的作用；西芹是芹菜的一种，可用于高血压病、血管硬化等疾病的辅助治疗。

食材百科

西芹富含膳食纤维，常食有利于减肥，还可以健脑、增进食欲、清肠利便。

润肺清火+生津养心

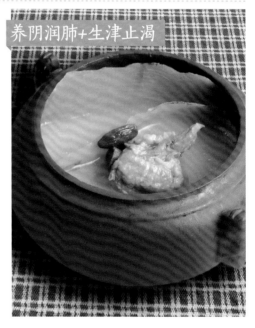

药膳功效

本药膳可润肺清火、生津养心。西洋参具有滋阴补气、宁神益智及清热生津、降火消暑的双重功效；麦冬的功效是清肺养阴、益胃生津、清心除烦，二者搭配效果更好。

玉竹三味排骨汤

材料：

【药材】玉竹 15 克，白芷 10 克，枸杞子 20 克。

【食材】排骨 400 克，盐 1 小匙，水适量。

做法：

❶ 玉竹、白芷、枸杞子分别洗净，枸杞子用水泡发。

❷ 排骨洗净，切块，放入沸水中烫去血水，捞出，稍微冲洗后沥干水分。

❸ 将除盐外的所有材料放入锅中，大火煮沸后，转小火炖煮 1 小时，加入盐调味即可。

本草详解

白芷具有解表散寒、祛风止痛、通鼻窍、燥湿止带、消肿排脓的作用，常用于治疗风热感冒、头痛、鼻塞不通、白带过多、疮痈肿毒等。优质的白芷呈类圆形的厚片，外表皮呈灰棕色或黄棕色，切面白色或灰白色，具粉性。

西洋参麦冬粥

材料：

【药材】西洋参 5 克，麦冬 10 克，石斛 20 克，枸杞子 5 克。

【食材】大米 70 克，冰糖 50 克，水适量。

做法：

❶ 西洋参洗净；麦冬、石斛分别洗净，放入棉布袋。

❷ 枸杞子洗净后用水泡软，备用。

❸ 大米洗净，倒入适量水，放入枸杞子、棉布袋，以大火煮沸；放入西洋参，转小火续煮，黏稠后加冰糖调味。

本草详解

石斛具有益胃生津、滋阴清热的作用，能滋肾阴，兼能降虚火。优质的石斛表面呈金黄色、绿黄色或棕黄色，有光泽，有深纵沟或纵棱，有的可见棕褐色节。

养阴润肺+生津止渴

药膳功效

玉竹具有生津、滋补作用，白芷有助于排出体内毒素，枸杞子能滋补肝肾、益精明目。三者合用能养阴润肺、生津止渴，还有助于美白肌肤、清利头目。

咳嗽

咳嗽是清除呼吸道分泌物或异物的保护性反射动作，可由一些呼吸道疾病引起。

对症药材		对症食材	
川贝母	南沙参	梨	银耳
苦杏仁	甘草	麦芽	鱼肉
浙贝母	松子仁	蜂蜜	苦胆
松子仁		银耳	

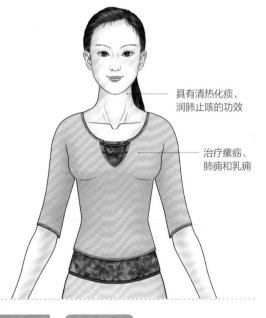

健康诊所

病因探究 中医认为，咳嗽的病因一是外感风邪，如风寒；二是身体各脏腑功能失调，如肝郁气滞、胃火旺盛、脾失健运等导致体内生痰、肺气不畅而致咳嗽。此外，肺部自身疾病，如肺结核、慢性支气管炎等也会引起咳嗽症状。

症状剖析 外感风邪引起的咳嗽、咳痰大多伴有发热、头痛、恶寒等症状，起病较急，病程较短；身体各脏腑功能失调所致的咳嗽，一般伴有身体各部位不适，如舌苔异常、胸闷气促、咯血等，且起病慢，病程长。

本草药典

川贝母

性味 味苦、甘，性微寒。
挑选 嚼之成粉末状，口感微甜回味苦者为佳。
禁忌 脾胃虚寒及有湿痰者不宜服。

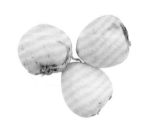

— 具有清热化痰、润肺止咳的功效

— 治疗瘰疬、肺痈和乳痈

饮食建议

宜
➡ 饮食应以新鲜蔬菜为主，菜肴以蒸煮为主。

忌
➡ 忌甜食，咳嗽应忌一切甜食、冷饮等。
➡ 一些酸甜的水果，如苹果、香蕉、橘子等，也不宜多吃。
➡ 不宜吃油炸、煎的食物。
➡ 少吃辛辣的食物，如辣椒、蒜等。

保健小提示

➡ 咳嗽痰多可以通过按摩丰隆穴来治疗。丰隆穴位于足外踝上8寸，大约在外膝眼与外踝尖的连线中点处。按摩此穴能够化痰湿、宁神志，还能治疗头痛、眩晕、下肢神经痉挛、便秘等病症。

川贝酿水梨

材料：

【药材】川贝母 6 克。

【食材】银耳 2 克，水梨 1 个，水适量。

做法：

❶ 将银耳泡软，去蒂，洗净，切成细块。

❷ 水梨洗净，对半切开，挖除中间的核。

❸ 将川贝母、银耳置入梨心，并加满水，置于碗盅里移入锅内，蒸熟即可吃梨肉、饮汁。

本草详解

川贝母具有清热化痰、润肺止咳、散结消肿的功效，能清泄肺热，又能润肺止咳，尤宜于内伤久咳、燥痰、热痰之证。优质的川贝母呈类圆锥形或近球形，表面类白色，质硬而脆，断面白色，富粉性。

润肺清热+化痰止咳

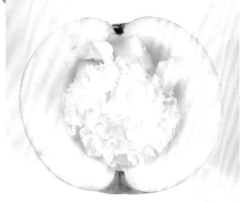

药膳功效

本药膳将川贝母和水梨的优点合在一处，可润肺清热、化痰止咳，用于治疗肺热燥咳、阴虚久咳、干咳无痰、咽干舌燥等症。

天花粉鳝鱼汤

材料：

【药材】天花粉 30 克。

【食材】黄鳝 1 条，香油 5 毫升，盐 8 克，水适量。

做法：

❶ 黄鳝去内脏，洗净，剁成 3 ~ 5 厘米长的小段，然后将其沥干备用；天花粉用棉布包好、扎紧，备用。

❷ 将黄鳝段和棉布包放入锅内，加水，以大火煮沸，再转小火，煲 45 分钟左右，将火调小。

❸ 起锅前，取出棉布包，加少许香油和盐调味即可。

本草详解

天花粉为葫芦科植物瓜蒌的干燥根。配芦根，可清肺化痰，用于热邪犯肺、咳嗽痰稠；配川贝母，用于燥热化肺或肺阴不足的咳嗽；配天冬，治肺热燥咳、咯血；配金银花，治疮疡肿毒。

清热泻火+祛风通络

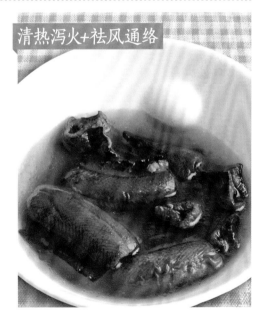

药膳功效

天花粉具有清热泻火、生津止渴、排脓消肿的功效，而鳝鱼具有补气养血、温阳健脾、滋补肝肾、祛风通络等功能，二者配伍对支气管哮喘有辅助疗效。

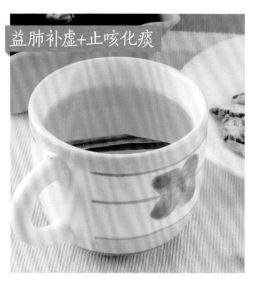

益肺补虚+止咳化痰

药膳功效

本药膳具有益肺补虚、止咳化痰的作用。灵芝是滋补良药，配南沙参、北沙参、百合三种滋阴润肺、止咳化痰的中药，对慢性支气管炎、肺结核等疾病有良好的疗效。

灵芝沙参百合茶

材料：

【药材】灵芝、百合各 10 克，南沙参、北沙参各 6 克。

【食材】水 1500 毫升。

做法：

❶ 将灵芝洗净，用水浸泡半小时；百合洗净，泡发。

❷ 将灵芝、南沙参、北沙参、百合放入砂锅中，加水煎 15 分钟，滤渣取汁即可。

本草详解

灵芝能补心血、益心气、安心神，故可用于治气血不足、心神失养所致心神不宁、失眠、惊悸、多梦、健忘、体倦神疲、食少等症。优质的灵芝皮壳硬坚，初黄色，渐变为红褐色，有光泽，具环状棱纹及辐射状皱纹，边缘薄而平截，常稍内卷。

沙参麦冬茶

材料：

【药材】南沙参 8 克，麦冬、桑叶各 6 克。

【食材】水 1500 毫升。

做法：

❶ 将南沙参、麦冬和桑叶分别洗净，沥干水分。

❷ 将水倒入锅中，放到火上煮沸。

❸ 将南沙参、麦冬和桑叶放到保温杯中，用煮沸的水冲泡15分钟即可饮用。

本草详解

桑叶具有疏散风热、清肺润燥、平抑肝阳、清肝明目的功效，用于肺热或燥热伤肺，咳嗽痰少，色黄而黏稠，或干咳少痰、咽痒等症。优质的桑叶多皱缩、破碎，上表面呈黄绿色或浅黄棕色，下表面颜色稍浅，质脆。

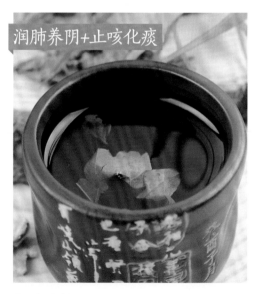

润肺养阴+止咳化痰

药膳功效

沙参、麦冬能润肺养阴，止咳化痰；桑叶能祛风清热，治肺热咳嗽，并有止盗汗的作用。三药合用，对肺热阴虚之新、久咳嗽均有良效。

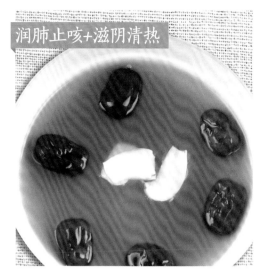

润肺止咳+滋阴清热

药膳功效

本药膳食疗价值很高，能润肺止咳、滋阴清热，用于治气虚久咳、肺燥干咳、咳嗽声低、痰少不利、体弱少食、口干口渴等。

沙参百合甜枣汤

材料：

【药材】南沙参 6 克，新鲜百合 1 颗，红枣 5 颗。

【食材】水 3 杯，冰糖适量。

做法：

❶ 新鲜百合剥瓣，削去瓣边的老硬部分，洗净；南沙参、红枣分别洗净，红枣用水泡 1 小时。

❷ 将备好的南沙参、红枣盛入煮锅，加水，煮约 20 分钟，直至红枣裂开，汤汁变稠。

❸ 加入剥瓣的百合续煮 5 分钟，汤味醇杳时，加冰糖调味即可。

本草详解

南沙参具有养阴清肺、化痰、益气的功效。优质的南沙参外表皮呈黄白色或淡棕黄色，切面黄白色，有不规则裂隙。

松子仁烩鲜鱼

材料：

【药材】松子仁 20 克。

【食材】鲜鱼 1 条，番茄酱 10 克，白醋 6 克，白糖、淀粉各 5 克，鸡蛋 1 个，食用油、水各适量。

做法：

❶ 鲜鱼清理干净，洗净，挑出鱼刺，切块；1 个鸡蛋打散成蛋液。

❷ 将鲜鱼块裹上蛋液，再蘸上淀粉，入油锅中炸至金黄色，捞出备用。

❸ 锅中加入适量水，再放入番茄酱、白醋、白糖，调成糖醋汁，浇在鲜鱼块上，再撒上松子仁即可。

本草详解

松子仁是松树的种子，营养丰富，常食可健身心、滋润皮肤、延年益寿。年老体弱、病后、产后便秘的人，可煮松子仁粥食用。优质的松子仁呈卵状长圆形，先端尖，呈淡黄色或白色。

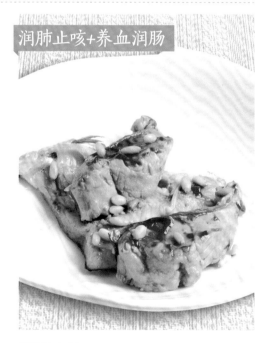

润肺止咳+养血润肠

药膳功效

本药膳具有润肺止咳、养血润肠的功效，可以辅助治疗口干、干咳无痰的肺燥咳嗽。

气喘

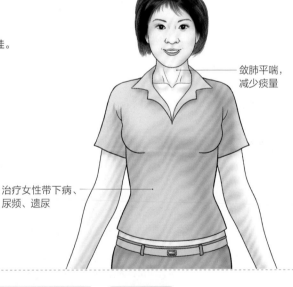

对症药材		对症食材	
桑白皮	紫苏子	西芹	香菇
马兜铃	苦杏仁	猪肺	海带
百合	白果	黄瓜	杨梅
杏仁		海带	

✿ 气喘是指呼吸急促，呼多吸少，甚则张口抬肩等，为临床呼吸系统疾病常见症状。此病症与肺、肾关系较密切。

健康诊所

病因探究 气喘可由多种原因引起，如灰尘及花粉等异物、感冒症状群及支气管炎等。温度变化及压力也可能是诱因。支气管受到刺激后会发生收缩、充血水肿，从而引起喘鸣及呼吸困难。

症状剖析 最初感觉喉咙发紧、胸闷、眼睛不舒服。之后出现哮鸣音、气喘、呼吸困难等症。呼吸困难严重时，会有无法呼吸、持续咳嗽等情形；症状缓和时，咳嗽症状可减轻，呼吸困难的症状也能改善。

本草药典

白果

性味 味甘、苦、涩，性平。
挑选 本色为黄白，而不是雪白，新鲜饱满者佳。
禁忌 白果有小毒，不宜多食常食。

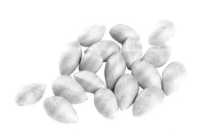

敛肺平喘，减少痰量

治疗女性带下病、尿频、遗尿

饮食建议

宜
➡ 宜选择容易消化的流食，如菜汤、稀粥、蛋汤、蛋羹、牛奶等。
➡ 饮食宜清淡少油腻，可以喝粥或吃些榨菜、豆腐乳等小菜，以清淡、爽口为宜。
➡ 多食含有维生素C、维生素E的食物，如番茄、苹果、葡萄、红枣、草莓、甜菜、橘子、西瓜、牛奶及鸡蛋等。

保健小提示

➡ 咳嗽气喘时，可以按摩神封穴，神封穴在人体的胸部，当第4肋间隙，前正中线旁开2寸处。按摩此穴对咳嗽、气喘、胸胁支满、呕吐、不欲饮食、乳痈等疾病有良好的效果。

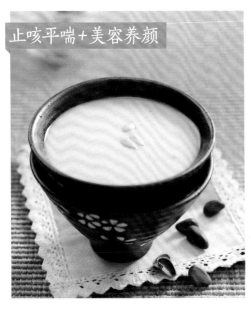

止咳平喘+美容养颜

松子杏仁豆浆

材料：

【药材】甜杏仁 10 克，松子仁 5 克。

【食材】黄豆 70 克，冰糖、水各适量。

做法：

❶ 黄豆洗净，用水浸泡 6~8 小时，洗净备用。

❷ 将甜杏仁、松子仁和黄豆混合放入全自动家用豆浆机中，加水至上下水位线间，接通电源，按启动键。待豆浆制成，趁热加入冰糖调味即可。

食材百科

甜杏仁的功效与苦杏仁相似，有止咳平喘、润肠通便的作用；而松子仁也是止咳化痰的良药，二者与黄豆结合磨成的豆浆味道鲜美，止咳平喘效果加倍。此外，甜杏仁能促进皮肤微循环，松子仁有润肤养颜的功效，因此，此豆浆还是美容佳品。

药膳功效

本药膳具有止咳平喘、美容养颜的功效。甜杏仁含有丰富的不饱和脂肪酸和维生素 E，可抗衰老、美容养颜。

杏仁雪梨汤

材料：

【药材】甜杏仁 20 克，苦杏仁 12 克，麻黄 8 克。

【食材】雪梨 1 个，冰糖 30 克，水适量。

做法：

❶ 雪梨洗净，留皮去核，切成滚刀块。

❷ 甜杏仁和苦杏仁洗净，沥干。

❸ 锅放在火上，加水，下入雪梨块、甜杏仁、苦杏仁、麻黄及冰糖，盖严。

❹ 用大火煮 3 ~ 5 分钟，再转用小火煮 1 小时，盛入碗中，晾凉即可。

本草详解

苦杏仁具有止咳平喘、润肠通便的功效，主要用于咳嗽气喘、肠燥便秘等症。苦杏仁表面呈黄棕色至深棕色，一端尖，另端钝圆，肥厚，左右不对称，以颗粒饱满、完整、味苦者为佳。

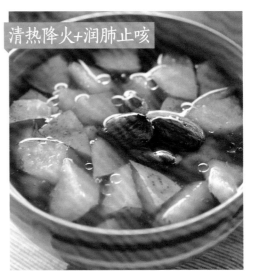

清热降火+润肺止咳

药膳功效

苦杏仁、甜杏仁、麻黄等中药均有宣肺平喘、润肺止咳的作用，雪梨也有很好的润肺、止咳、化痰、平喘之效。因此，此药膳特别适合秋季食用，能清热降火、润肺止咳。

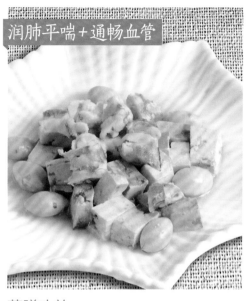

润肺平喘+通畅血管

白果豆腐炒虾仁

材料：

【药材】白果 50 克。

【食材】盒装豆腐 1/2 盒，虾仁 300 克，鲜干贝 8 颗，料酒、盐、淀粉、生姜片、葱末各适量。

做法：

❶ 虾仁洗净，和鲜干贝用生姜片、料酒、盐和淀粉拌匀，热水烫至八成熟备用。

❷ 白果洗净，焯水；盒装豆腐切小块备用。

❸ 热油锅，爆香生姜片和葱末，放入虾仁、鲜干贝、豆腐块和白果，拌炒均匀即可。

药膳功效

本药膳可润肺平喘、通畅血管，可以改善大脑功能，延缓老年人大脑衰老，增强记忆力，辅助治疗阿尔茨海默病和脑供血不足。

食材百科

干贝具有滋阴、补肾、调中、下气、利五脏的功效，常食有助于调节血压、补益健身。干贝烹调前应用温水浸泡，或用少量水加黄酒、生姜、葱隔水蒸软，然后入菜烹制。

玄参萝卜清咽汤

材料：

【药材】玄参 15 克，蜂蜜 80 毫升。

【食材】白萝卜 300 克，绍兴酒、冷水各 20 毫升。

做法：

❶ 白萝卜、玄参洗净，切块，用绍兴酒浸润。

❷ 在瓦煲中放入 2 层白萝卜块，再放 1 层玄参块，淋上蜂蜜 10 毫升、绍兴酒 5 毫升。按照此种方法，放置 4 层。

❸ 将剩下的蜂蜜加 20 毫升冷水倒入瓦煲中，大火隔水蒸 2 小时即可。

食材百科

优质绍兴酒色橙黄，清澈透明，有香气，醇香浓郁，无其他异味。绍兴酒口感醇厚爽口，味正纯和，具有典型的黄酒风味。绍兴酒除了用来佐餐，还可以直接饮用，但需慢饮以细细品味。

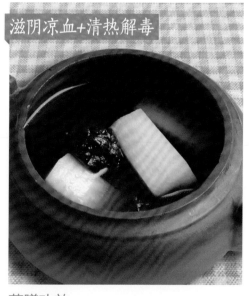

滋阴凉血+清热解毒

药膳功效

本药膳可滋阴凉血、清热解毒。玄参能滋阴降火、除烦解毒；白萝卜能化痰清热、助消化、化积滞，二者配伍清热效果更佳。

慢性支气管炎

对症药材		对症食材	
西洋参	山药	白萝卜	胡萝卜
苦杏仁	枸杞子	草莓	雪梨
白果	核桃仁	香菇	鸡蛋
核桃仁		白萝卜	

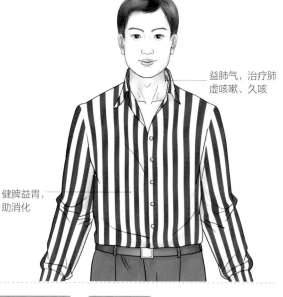

☀ 慢性支气管炎常发生在老年人身上，不仅不易治愈，还会反复发作，因此治疗和预防同样重要。

健康诊所

病因探究 慢性支气管炎是由感染或过敏、化学物质刺激等非感染因素，引起气管、支气管黏膜的炎症。吸烟为慢性支气管炎最主要的发病因素，另外，对花粉、灰尘等过敏的人更容易患慢性支气管炎。

症状剖析 早期症状轻微，多在冬季发作，春暖后缓解；晚期炎症加重，症状长年存在，不分季节。疾病进展后可并发阻塞性肺气肿、肺源性心脏病，严重影响劳动能力和身体健康。

本草药典

山药

性味 味甘，性平。
挑选 粉性足、色洁白者佳。
禁忌 湿热积滞、有实邪者忌服。

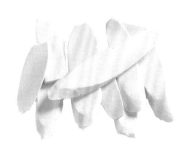

益肺气，治疗肺虚咳嗽、久咳

健脾益胃，助消化

饮食建议

宜
- ➜ 饮食宜清淡，多吃能化痰祛火的新鲜蔬菜，如白菜、油菜、番茄、黄瓜、冬瓜等。
- ➜ 适宜吃能益肺、理气、化痰的食物，如梨、百合、莲子、杏仁、蜂蜜等。

忌
- ➜ 不吃刺激性食物，如辣椒、胡椒、蒜、葱、韭菜等。
- ➜ 菜肴调味不宜过咸、过甜，冷热要适中。

保健小提示

➜ 慢性支气管炎容易复发，因此生活中要注意预防感冒等呼吸道感染；还要积极锻炼身体，注意休息，增强抵抗力。此外，做饭时使用油烟机，避免油烟刺激呼吸道，进而加重病情。

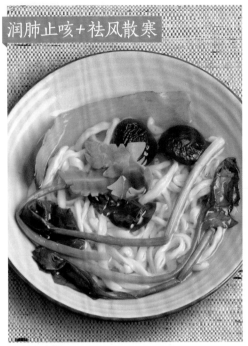

润肺乌冬面

材料：

【药材】西洋参、山药、甜杏仁、枸杞子各 10 克。

【食材】干海带 20 克，虾 1 只，生蚝 3 只，胡萝卜 50 克，菠菜 1 棵，鲜香菇 2 朵，乌冬面 50 克，生姜片 2 片，盐、水各适量。

做法：

❶ 将药材洗净，放入棉布袋，加适量水，煮沸后熄火，放入干海带，再次煮沸后滤出汤汁备用。

❷ 将虾、生蚝、胡萝卜、菠菜、鲜香菇洗净，胡萝卜切花片。

❸ 将备好的汤汁倒入锅中煮沸，放入胡萝卜片，约煮 5 分钟，再放除盐外的食材，煮沸加盐即可。

食材百科

海带具有清热行水、软坚化痰、祛湿止痒等功效，海带配豆腐能平衡人体内的含碘量，营养价值更高。

药膳功效

本药膳具有补中益气、润肺止咳、祛风散寒之功效。

四仁鸡蛋汤

材料：

【药材】白果、甜杏仁、核桃仁各 20 克。

【食材】花生仁 40 克，鸡蛋 2 个，水适量。

做法：

❶ 白果去壳，去皮。

❷ 将白果、甜杏仁、核桃仁、花生仁共研磨成粉末（呈细粉状，捻之无沙粒感），用干净、干燥的瓶罐收藏，放于阴凉处。

❸ 每次取 20 克加水煮沸，冲 2 个鸡蛋，成一小碗，搅拌均匀即可。

本草详解

核桃仁具有补益肺肾、纳气定喘、润肠通便等功效，主要用于腰膝酸痛、遗精遗尿、虚寒喘咳、肠燥便秘等症。优质核桃仁的表皮细胞呈淡棕色至棕色，呈类多角形，质脆，富油性。

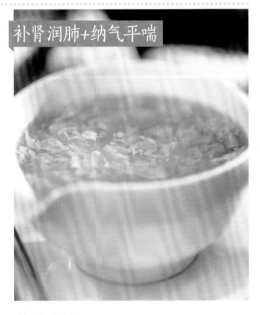

药膳功效

本药膳有扶正固本、补肾润肺、纳气平喘等功效，主要用于辅助治疗慢性支气管炎合并肺气肿。

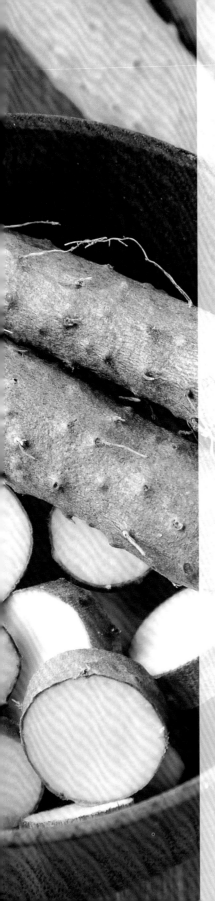

第五章

滋补养肾篇

中医认为，肾为先天之本、生命之源。由于环境不佳、生活习惯不良，肾虚困扰着越来越多的人，常见的有肾阴虚、肾阳虚、肾阴阳两虚和肾气虚等。怎样滋补最养肾，本章有针对性地选择药材和食材，让食补成为滋补养肾的有效方法。此外，"肾主骨"，肾脏功能不佳，还容易出现腰膝酸软、骨质疏松等常见病症，本章也有相关防治药膳，供广大读者选择。

药材、食材推荐

何首乌

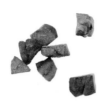

「功效」补益精血，润肠通便。
「挑选」切断面淡黄棕色或淡红棕色，以体重、质坚实、粉性足者为佳。
「禁忌」大便溏泄及有湿痰者不宜用。

芡实

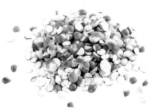

「功效」益肾固精，补脾止泻。
「挑选」以颗粒饱满、均匀、粉性足、无破碎者为佳。
「禁忌」便秘、消化不良者忌用。

菟丝子

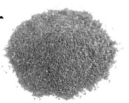

「功效」补肾益精，养肝明目。
「挑选」以身干、粒饱满、色灰黄者为佳。
「禁忌」阴虚火旺者忌用。

山茱萸

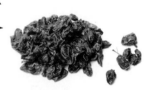

「功效」补益肝肾，涩精固脱。
「挑选」以表面紫红色、皱缩、有光泽、顶端有圆形宿萼痕、质柔软者为佳。
「禁忌」素有湿热而致小便淋涩者忌服。

鹿茸

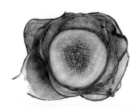

「功效」补精助阳，强筋健骨。
「挑选」以体轻、断面蜂窝状、组织致密者为佳。
「禁忌」胃火盛或肺有痰热，以及外感热病者忌用。

杜仲

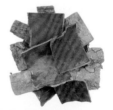

「功效」补肝肾，强筋骨，安胎。
「挑选」以皮厚而大、粗皮刮净、内表面暗紫色、断面银白橡胶丝多而长者为佳。
「禁忌」阴虚火旺者慎用。

黄精

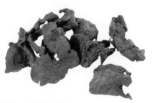

「功效」滋阴润脾，补益肾精。
「挑选」以块大肥润、色黄、断面呈角质透明者为佳。
「禁忌」胃寒泄泻、痰湿痞满者忌用。

熟地黄

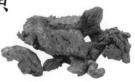

「功效」补血养阴，生精益髓。
「挑选」块状或片状，以肥大、软润、内外乌黑有光泽者为佳。
「禁忌」脾胃虚弱、腹满便溏者忌用。

山药

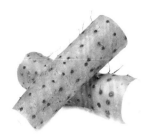

[功效] 补脾肺肾，固精止带。
[挑选] 以有一定分量、带有须毛、横切面肉质雪白色者为佳。
[禁忌] 感冒、大便燥结及胃肠积滞者忌用。

锁阳

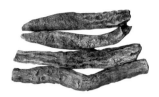

[功效] 补肾助阳，润肠通便。
[挑选] 以质地坚实、易折断、断面棕色或黑棕色、气微香而特异、味微苦涩者为佳。
[禁忌] 阴虚阳亢、脾虚泄泻、实热便秘者忌用。

益智仁

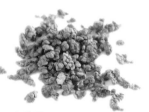

[功效] 温脾止泻，暖肾缩尿。
[挑选] 以颗粒大、均匀、饱满、色红棕、无杂质、气味浓者为佳。
[禁忌] 阴虚火旺或热证尿频、遗精、多涎者忌用。

肉苁蓉

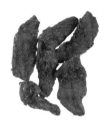

[功效] 补肾助阳，润肠通便。
[挑选] 以条粗壮、密生鳞叶、质柔润者为佳。
[禁忌] 阴虚火旺及便溏泄泻、热结便秘者忌服。

黑芝麻

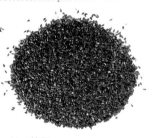

[功效] 养血明目，益肝养肾。
[挑选] 以表面黑色、平滑或有网状纹、尖端有棕色点状种脐者为佳。
[禁忌] 慢性肠炎、便溏腹泻者忌食。

黑豆

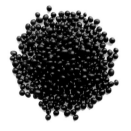

[功效] 补肾益阴，健脾利湿。
[挑选] 以黑而有光泽、附着一层白霜、里面豆瓣为青色者为佳。
[禁忌] 儿童及胃肠功能不良者不宜多食。

羊肉

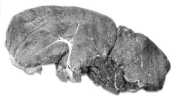

[功效] 温补气血，助阳益精。
[挑选] 以肉色鲜红均匀、有光泽、肉细而紧密、有弹性、不黏手者为佳。
[禁忌] 外感病邪和素体有热者不宜。

韭菜

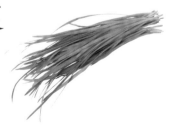

[功效] 止汗固涩，补肾助阳。
[挑选] 以韭叶上带有光泽、不下垂、结实而新鲜水嫩者为佳。
[禁忌] 阴虚火旺者不宜多食。

肾阴虚

◈ 中医认为肾主水，藏精。如果出现肾阴虚，就会有腰膝酸痛、遗精、盗汗等各种虚证。

对症药材		对症食材	
枸杞子	熟地黄	乌鸡	黑豆
何首乌	山药	板栗	海带
阿胶	玄参	香菇	紫菜
枸杞子		黑豆	

健康诊所

病因探究 肾阴虚是肾脏阴液相对不足表现的证候，现代医学解释为供给中枢神经、泌尿生殖系统的营养物质不足。多由久病伤肾或禀赋不足、房事过度，或过服温燥劫阴而造成。

症状剖析 腰膝酸疼，眩晕耳鸣，失眠多梦，男子阳强易举、遗精；妇女经少经闭，或见崩漏；形体消瘦，潮热盗汗，五心烦热，咽干颧红，溲黄便干，舌红少津，脉细数。

本草药典

枸杞子

性味 味甘，性平。

挑选 红色或紫红色，质柔软、味甜，大小均匀者佳。

禁忌 患有高血压且性情急躁者不宜食用。

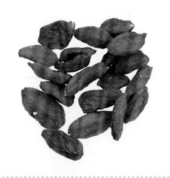

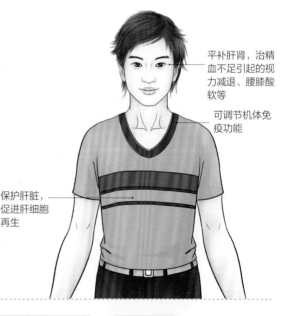

平补肝肾，治精血不足引起的视力减退、腰膝酸软等

可调节机体免疫功能

保护肝脏，促进肝细胞再生

饮食建议

宜

➔ 应多吃清凉食物，少吃热性伤肾的食物。

➔ 宜经常食用金银花、绿豆、银耳、莲子、决明子、鱼汤、蛤蜊等滋补祛火。

➔ 多吃全谷类食物，如玉米、大麦、燕麦等，其中的维生素B_1可缓解肾阴虚引起的五心烦热、乏力症状。

保健小提示

➔ 肾阴虚者要注意不可纵欲，有节制的性生活对补足亏虚的肾阴有益。平时多进行活动，多运动锻炼，保证休息时间，不熬夜，不抽烟、喝酒，都有利于补肾。

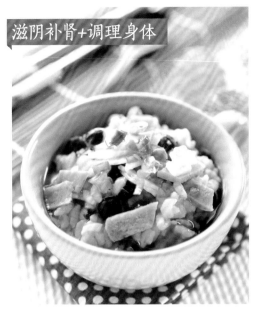

滋阴补肾+调理身体

药膳功效

本药膳中的山药丁、芡实都有滋阴补肾、调理身体的作用，是肾阴虚者的食疗佳品。其中，山药可补五脏，脾、肺、肾兼顾，益气养阴，又兼具涩敛之功。

山药芡实素肠粥

材料：

【药材】山药丁 50 克，芡实 50 克。

【食材】粳米 100 克，素肠 80 克，食用油 10 克，盐 2 克，水适量。

做法：

❶ 山药丁、芡实、粳米分别洗净，粳米与芡实浸泡 15 分钟，三者一起放入砂锅中，加水熬煮半小时。

❷ 素肠洗净，切片。

❸ 炒锅放油烧热后，倒入素肠片翻炒片刻。

❹ 将炒好的素肠片倒入粥锅中，继续熬 10 分钟，加盐调味即可。

食材百科

粳米具有健脾胃、补中气、养阴生津、除烦止渴、固肠止泻等作用，适合脾胃虚弱、烦渴、营养不良、病后体弱等患者食用。粳米可煮粥、煮饭、蒸饭，也可炒米，还可以磨成面制成糕点。

何首乌黑豆煲鸡爪

材料：

【药材】何首乌 10 克，黑豆 20 克，红枣 5 颗。

【食材】鸡爪 8 只，猪瘦肉片 100 克，盐、水各适量。

做法：

❶ 鸡爪剁去趾甲，洗净备用；红枣、何首乌、黑豆、猪瘦肉片洗净备用。

❷ 黑豆放锅中炒至豆壳裂开。

❸ 将何首乌、黑豆、红枣、鸡爪和猪瘦肉片放入煲内，加水煲 3 小时，加盐调味即可。

本草详解

黑豆具有益精明目、养血祛风、利水、解毒等功效，主要用于阴虚烦渴、头晕目昏、体虚多汗、肾虚腰痛等症。优质的黑豆表面有光泽，豆皮黑亮饱满，大小均匀。

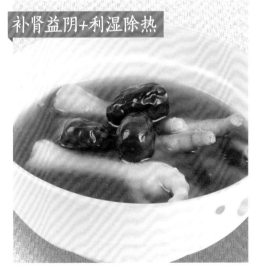

补肾益阴+利湿除热

药膳功效

本药膳具有补肾益阴、利湿除热等功效，可以辅助治疗肾阴虚、消渴多饮、尿频、头晕目眩、视物昏暗或须发早白、脚气水肿等症。

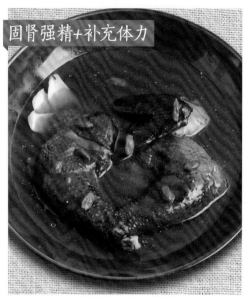

药膳功效

本药膳具有很好的滋补强壮功效。常食能增强体质、固肾强精、补充体力，有效增强机体免疫功能。

何首乌枸杞煲乌鸡

材料：

【药材】何首乌、枸杞子各 10 克。

【食材】乌鸡腿 2 只，生姜 3 片，盐 5 克，水适量。

做法：

❶ 何首乌和枸杞子洗净，用水浸泡；乌鸡腿洗净。

❷ 锅中放入适量水，大火煮沸后将生姜片、洗净的乌鸡腿放入，汆煮约 2 分钟，再取出沥干水分。

❸ 瓦煲中放入适量水，大火煮沸后将乌鸡腿、何首乌、枸杞子放入。

❹ 大火煲煮 25 分钟后，转小火继续煲煮 4 小时，最后加盐调味即可。

食材百科

生姜具有降逆止呕、开胃健脾、增进食欲的作用。吃生姜还可以防晕车、晕船。

红枣荸荠汤

材料：

【药材】红枣（去核）6 颗。

【食材】荸荠 75 克，生豆皮 15 克，冰糖 2 大匙，水 700 毫升。

做法：

❶ 红枣洗净，稍微泡软；生豆皮用水泡软，再换水将生豆皮漂白，捞起切丝；荸荠洗净，削除外皮，备用。

❷ 荸荠、红枣和水放入锅中，用大火煮沸后，转小火熬煮 20 分钟。

❸ 放入生豆皮丝，再煮 5 分钟，最后放入冰糖煮至溶化即可。

食材百科

豆皮含有优质蛋白质、不饱和脂肪酸，可促进消化吸收。豆皮软硬适度、煮炖不烂、煎炒不碎，得到了食客们的喜爱，它能与众多的食材搭配。上等的豆皮呈均匀一致的白色或淡黄色，有光泽，无杂质。

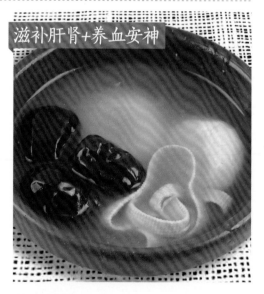

药膳功效

本药膳中的荸荠具有凉血解毒、清热止渴、利尿通便、祛湿化痰、消食除胀等功效；红枣能补中益气、养血安神。二者合用使得本药膳能够滋补肝肾、养血安神、润肠凉血、清热解毒。

蝉花熟地猪肝汤

材料：

【药材】蝉花 10 克，熟地黄 12 克，红枣 6 颗。

【食材】猪肝 180 克，盐、生姜、淀粉、香油、水各适量。

做法：

❶ 蝉花、熟地黄、红枣洗净；猪肝洗净，切薄片，加淀粉、香油腌渍片刻；生姜洗净，去皮，切片。

❷ 将蝉花、熟地黄、红枣、生姜片放入瓦煲内，倒入适量水，煮沸后转中火煲 2 小时，放入猪肝片煮沸，加盐调味即可。

本草详解

蝉花具有疏散风热、息风止痉、明目退翳的功效；适用于外感风热、发热、头昏咽痛，麻疹初期，疹出不畅等症。优质的蝉花表面呈棕黄色，大部为灰白色菌丝所包被，折断后，可见虫体内充满粉白色或类白色松软物质，气微香。

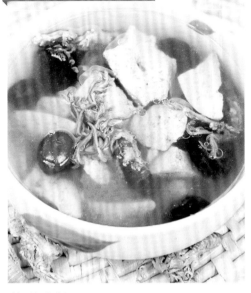

> 滋阴明目+健脾养肝

药膳功效

本药膳具有滋阴明目、健脾养肝的功效，适合月经不调、头晕目眩的人群服用。

养生黑豆奶

材料：

【药材】生地黄 8 克，玄参、麦冬各 10 克。

【食材】黑豆 200 克，水 1800 毫升，白糖 30 克。

做法：

❶ 黑豆洗净，用水浸泡约 4 小时至豆子膨胀，沥干水分；全部药材放入棉布袋。

❷ 将棉布袋置入锅中，加水，以小火加热至沸腾约 5 分钟后，滤取药汁。

❸ 将黑豆与药汁混合，放入破壁机内搅拌均匀，过滤出黑豆浆倒入锅中，以中火边煮边搅拌至沸腾，最后加白糖即成养生黑豆奶。

本草详解

玄参可清热凉血、滋阴，适用于热病伤阴、津伤便秘等症。以质坚实、难折断、断面略平坦、乌黑色、微有光泽者为佳。

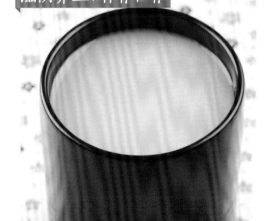

> 滋阴养血+补肾壮骨

药膳功效

本药膳可滋阴养血、补肾壮骨、补充钙质，对骨质疏松、肝肾亏虚型肩周炎患者有益。

滋补养肾篇

肾阳虚

✵ 肾阳虚与现代医学的神经内分泌免疫系统有关，是下丘脑—垂体—靶腺轴不同环节、不同程度的功能紊乱。

对症药材		对症食材	
锁阳	杜仲	羊肉	韭菜
冬虫夏草	菟丝子	海参	甲鱼
续断	肉苁蓉	甲鱼	
肉苁蓉			

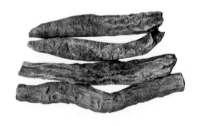
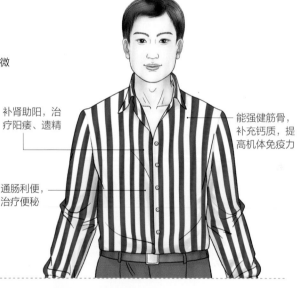

健康诊所

病因探究 肾阳虚主要的发病环节在下丘脑的调节功能紊乱。随着年龄的增长，身体的阳气会逐渐被消耗。老年人的生理改变和肾阳虚甚为相似，如果年轻人出现肾阳虚也意味着一定程度上的未老先衰。

症状剖析 腰膝酸软，畏寒肢冷，头目眩晕，精神萎靡；面色白，舌淡胖苔白；男性阳痿，妇女宫寒不孕；腹泻伴有浮肿，腹部胀痛，心悸咳喘；易患骨质疏松、颈椎病、腰椎病。

本草药典

锁阳

性味 味甘，性温。

挑选 质地坚实，易折断，断面棕色或黑棕色，气微香而特异，味微苦涩者佳。

禁忌 阴虚阳亢、脾虚泄泻、实热便秘者忌用。

补肾助阳，治疗阳痿、遗精

能强健筋骨，补充钙质，提高机体免疫力

通肠利便，治疗便秘

饮食建议

宜
- 宜温补、忌清补，宜食属性温热的食物和能够温阳散寒的食物，以及热量较高而富有营养的食物。

忌
- 忌吃生冷之物，忌吃各种冷饮，少吃不易消化的食物。
- 忌食润下通便的食物，如核桃仁、芝麻、海虾等。

保健小提示

➡ 按摩肾俞穴有很好的护肾阳的作用。临睡前取坐姿，提缩肛门数十次，然后双手掌贴于肾俞穴、中指正对命门穴，做环形摩擦120次；配合交替按摩位于足底的涌泉穴，效果更好。

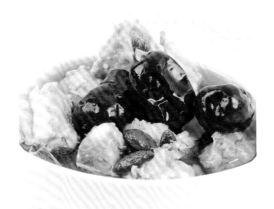

药膳功效

本药膳能滋补肝肾、强壮筋骨，能辅助治疗肾虚腰痛、肾虚阳痿、尿频等症，适合老年人食用。此外，本药膳还能补益气血、改善更年期状况，也适合更年期女性食用。

枸杞韭菜炒虾仁

材料：

【药材】枸杞子 10 克。

【食材】虾 200 克，韭菜 250 克，盐5 克，味精 3 克，料酒、淀粉、油各适量。

做法：

❶ 将虾去壳和虾线，洗净；韭菜洗净，切段；枸杞子洗净，泡发。

❷ 将虾仁放淀粉、盐、料酒腌 5 分钟。

❸ 锅置火上，加油烧热，放入虾仁、韭菜段、枸杞子和盐、味精，炒至入味即可。

本草详解

枸杞子可滋补肝肾、益精明目，适用于肝肾不足所致头晕目眩、腰酸遗精等症。优质的枸杞子表面呈鲜红色或暗红色，微有光泽，有不规则皱纹，果肉厚，柔润而有黏性。

杜仲炖排骨

材料：

【药材】杜仲 10 克，黄芪 10 克，枸杞子 10 克，当归 3 克，红枣（无核）5 颗。

【食材】胡萝卜 50 克，排骨 400 克，葱 8 克，生姜 5 克，黄酒 15 克，盐 3克，鸡精 2 克，高汤适量。

做法：

❶ 将排骨洗净，切段，焯水捞出沥干。

❷ 胡萝卜洗净，去皮，切成滚刀块。

❸ 杜仲、黄芪、枸杞子、当归、红枣洗净，待用。

❹ 葱洗净，切段；生姜洗净，切片。

❺ 锅内倒入适量高汤，放入排骨段、杜仲、黄芪、枸杞子、当归、红枣、葱段、生姜片、黄酒，大火煮沸。

❻ 转小火慢煲 2 小时，放入胡萝卜块煲 30 分钟，加盐、鸡精调味即可。

本草详解

杜仲味甘，性温，为补阳药，有补肝肾、强筋骨、安胎的作用，能改善肝肾不足之腰膝酸痛。

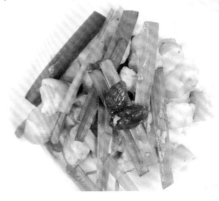

药膳功效

此药膳中的虾仁有补肾壮阳、通乳滋阴的功效，韭菜具有提高食欲、通便杀菌、补肾温肠的作用，两种食材搭配还有很好的补气助阳的功效。

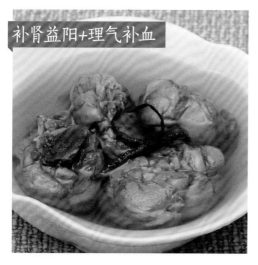

补肾益阳+理气补血

药膳功效

　　本药膳有补肾益阳、理气补血的疗效，可以改善身体虚冷、四肢无力、失眠盗汗等病症；对于男性阳痿，以及由遗精引起的腰酸腿软、心悸气短等症状有很好的治疗效果。此外，长期服食还可以提高机体免疫力，是极好的补气药膳。

冬虫夏草鸡汤

材料：

　　【药材】冬虫夏草 5~10 枚。

　　【食材】公鸡 1 只，生姜片、味精、盐、水各适量。

做法：

　　❶ 将公鸡烫洗、去毛，内脏去除干净，并剁成若干块，备用。

　　❷ 将公鸡肉块汆烫，去除公鸡肉上残留的血丝，然后将汆烫好的鸡肉块放在锅中，添加适量水，用大火煮沸。

　　❸ 加入冬虫夏草和生姜片、味精、盐，然后添加少量水，转小火将公鸡肉块煮熟即可。

食材百科

　　公鸡肉属阳，温补作用较强，比较适合阳虚气弱患者食用，对于肾阳不足所致的小便频繁、耳聋、精少精冷等症有很好的辅助疗效。另外，公鸡的肾脏含有较多的肾上腺素，吃之前务必将其去除干净。

虫草红枣炖甲鱼

材料：

　　【药材】冬虫夏草 10 枚，红枣 10 颗。

　　【食材】甲鱼 1 只，料酒、盐、味精、葱段、生姜片、蒜片、鸡汤、水各适量。

做法：

　　❶ 将甲鱼处理掉内脏，洗净；冬虫夏草洗净；红枣洗净，用水浸泡透后备用。

　　❷ 将甲鱼放入砂锅中，添水煮沸，然后捞出备用。

　　❸ 在锅中放入甲鱼、冬虫夏草、红枣，然后加入料酒、盐、味精、葱段、生姜片、蒜片、鸡汤，炖 2 小时左右即可。

食材百科

　　甲鱼含有蛋白质、磷、维生素等多种营养成分，常吃具有滋阴补阳、散结清瘀和解虚热、通血脉的功用，其壳入药，因此被视为席上珍品。甲鱼可红烧、可清炖。

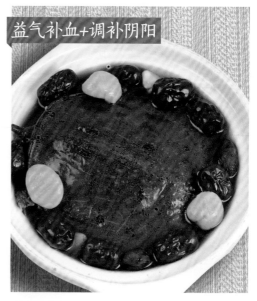

益气补血+调补阴阳

药膳功效

　　本药膳可以益气补血、调补阴阳，对于久病体虚所导致的气血不足者，是极好的滋补佳品，还能增强免疫力。

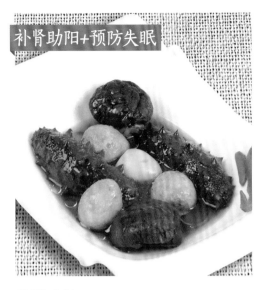

补肾助阳+预防失眠

苁蓉海参炖鸽蛋

材料：

【药材】肉苁蓉 15 克。

【食材】水发海参 2 个，鸽蛋 12 颗，猪油、花生油、葱段、蒜末、胡椒粉、味精、淀粉、鸡汤各适量。

做法：

❶ 将海参洗净，氽熟；鸽蛋煮熟，去壳；肉苁蓉煎汁备用。鸽蛋蘸裹淀粉，入油锅炸至金黄色，备用。

❷ 锅中放猪油，投下葱段、蒜末爆香，加鸡汤稍煮，再加胡椒粉、味精和海参，煮沸后转小火煮 40 分钟，再加鸽蛋、肉苁蓉汁，煨熟即可。

药膳功效

本药膳是补肾助阳的上品，还可以预防失眠，对于肾虚所引起的神经衰弱、体倦、腰酸、健忘、听力减退等症状都有疗效。

本草详解

肉苁蓉可补肾助阳、润肠通便，适用于肾阳亏虚、精血不足、阳痿早泄等症。

滋补养肾篇

菟丝子烩鳝鱼

材料：

【药材】生地黄 12 克，菟丝子 12 克。

【食材】鳝鱼 250 克，酱油、盐、水淀粉、油、胡椒粉、生姜末、蒜末、香油、高汤各适量，蛋清 50 克，西蓝花 3 小朵。

做法：

❶ 将菟丝子、生地黄煎 2 次，过滤取汁。

❷ 鳝鱼处理干净，切成段，加水淀粉、蛋清、盐腌渍备用。

❸ 将鳝鱼段放温油中划开，待鳝鱼段泛起，捞起备用。

❹ 另起锅放油，爆香蒜末、生姜末，放入鳝鱼段、酱油、高汤、药汁、香油，翻炒均匀后撒胡椒粉，装盘时用洗净的西蓝花装饰即可。

食材百科

鳝鱼味美且有药用价值，有补五脏、疗虚损的功效，是药膳中常用的滋补食材。

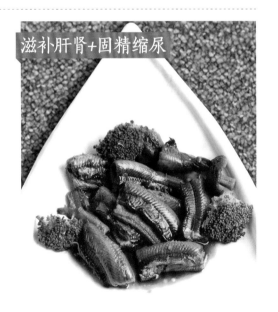

滋补肝肾+固精缩尿

药膳功效

本药膳具有滋补肝肾、固精缩尿、明目、止泻的作用，适用于阳痿遗精、遗尿、尿频、腰膝酸软、头昏耳鸣、肾脾虚弱等症状。

肾寒

对症药材		对症食材	
鹿茸	益智仁	鸡肉	羊肉
核桃仁	丁香	南瓜	猪尾骶骨
附子	肉苁蓉	黑芝麻	猪肉
鹿茸		黑芝麻	

☼ 中医认为"肾藏精"。先天之精禀受于父母，主生育繁殖；后天之精则是由水谷精微化生而来，主生长发育。

健康诊所

病因探究 现代人压力很大，平时生活中，由于紧张和焦虑等情绪，会引起身体阴阳不调而出现肾寒，建议多采用温肾固精的方法来调养。

症状剖析 肾寒者多表现出小腹胀满、肋下疼痛、小便频数、遗尿、阳痿、遗精、腰膝冷痛、肾虚、命门火衰等症状。

本草药典

益智仁

性味 味辛，性温。

挑选 以颗粒大、均匀、饱满、色红棕、无杂质、气味浓者为佳。

禁忌 阴虚火旺或热证尿频、遗精、多涎者忌用。

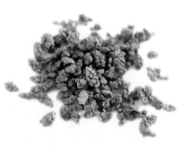

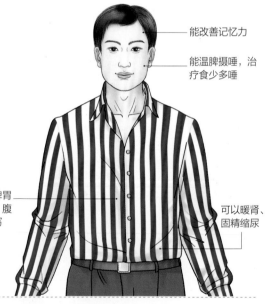

- 能改善记忆力
- 能温脾摄唾，治疗食少多唾
- 主治脾胃虚寒、腹痛吐泻
- 可以暖肾、固精缩尿

饮食建议

宜
- ➔ 可食用芡实，具有健脾止泻、固肾涩精的功效，为收敛性强的食物。
- ➔ 可多食芝麻，其味咸，性温，有温肾固精、益气补虚功效。
- ➔ 平时多吃一些温热的食物，如羊肉、红糖、生姜等。

忌
- ➔ 忌食寒凉食物。

保健小提示

➔ 晚上用热水泡脚，每次15～20分钟，每日坚持。擦干后用捏、拍、按的手法按摩脚底和脚趾3～5分钟。每天中午坚持做扭腰运动，并用双手手掌搓后腰，直到感觉发热。

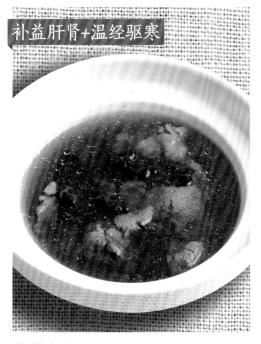

补益肝肾+温经驱寒

药膳功效

羊肉可暖中补虚，熟附子可温经逐寒，杜仲、熟地黄皆可补肝肾。四者合用能补益肝肾、温经驱寒。

鹿茸煲鸡汤

材料：

【药材】鹿茸 2 克，黄芪 20 克。

【食材】鸡肉 500 克，猪瘦肉 300 克，生姜 10 克，盐 5 克，水适量。

做法：

❶ 将鹿茸洗净；黄芪洗净；生姜去皮，切片；猪瘦肉洗净，切成厚块。

❷ 将鸡肉洗净，剁成块，放入沸水中，氽烫去除血水后捞出。

❸ 锅内注入适量水，放入做法 ❶ 和做法 ❷ 的材料，大火煮沸后转小火煲 3 小时，加盐调味即可。

本草详解

黄芪能补气健脾、升阳举陷、益卫固表、利尿消肿、托毒生肌，是一种常见的补气良药，对脾气虚、肺气虚效果显著。

三味羊肉汤

材料：

【药材】杜仲 15 克，熟附子 18 克，熟地黄 9 克。

【食材】羊肉 250 克，葱、生姜、盐、水各适量。

做法：

❶ 将羊肉洗净，切成小块；将杜仲、熟附子、熟地黄放入事先备好的棉布包中，用细线绑好；葱洗净，切段；生姜洗净，切片。

❷ 将除盐、水外的材料放入锅中，加入适量水，大约盖过所有材料。

❸ 用大火煮沸，再转成小火慢慢炖煮至熟烂，起锅前拿出棉布包，加盐调味即可。

本草详解

熟附子可回阳救逆、补火助阳、散寒止痛，适用于阴盛格阳、大汗亡阳、吐痢厥逆、心腹冷痛等症。

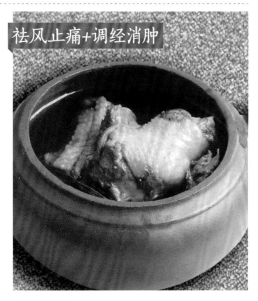

祛风止痛+调经消肿

药膳功效

本药膳具有祛风止痛、调经消肿、补肾益气、养血固精等功效，对肾气不足、精血虚亏、不孕、腰膝酸软等病症有益。

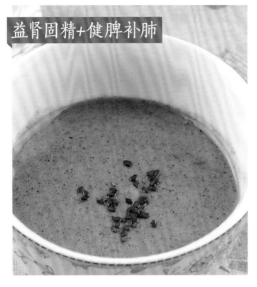

药膳功效

本药膳可益肾固精、健脾补肺，对脾肾亏虚型贫血所致面色萎黄或苍白乏力、畏寒肢冷等均有辅助疗效。

肉苁蓉黄精骶汤

材料：

【药材】肉苁蓉、黄精、白果各 15 克。

【食材】猪尾骶骨 1 副，胡萝卜 1 段，盐 1 小匙，水适量。

做法：

❶ 猪尾骶骨洗净，切段，放入沸水中汆烫，去掉血水，备用；胡萝卜削皮，冲净，切块备用；药材洗净备用。

❷ 将肉苁蓉、黄精、猪尾骶骨段、胡萝卜块一起放入锅中，加水至盖过所有材料。

❸ 大火煮沸，再转用小火续煮约 30 分钟，加入白果再煮 5 分钟，加盐调味即可。

本草详解

黄精可养阴润肺、补脾益气、滋肾填精，适用于肾虚精亏之腰膝酸软、阳痿遗精、头晕耳鸣等症。优质的黄精表面呈黄白色或灰黄色，半透明，有纵皱纹，茎痕圆形。

黑芝麻山药糊

材料：

【药材】山药片 250 克，何首乌 250 克，黑芝麻 250 克。

【食材】白糖、沸水各适量。

做法：

❶ 将黑芝麻、山药片、何首乌洗净，晒干，炒熟，研成细粉，分别装瓶备用。

❷ 将三种粉末一同盛入碗内，加入沸水调匀。可根据个人口味，调成黏状或稍微稀的糊汁。最后加入白糖，调匀后撒上些黑芝麻即可。

本草详解

黑芝麻可补益精血、润燥滑肠，适用于须发早白、头晕眼花、妇女产后乳少、风痹、血虚津枯等症。优质的黑芝麻色黑、饱满、粒匀、味香浓、无杂质。

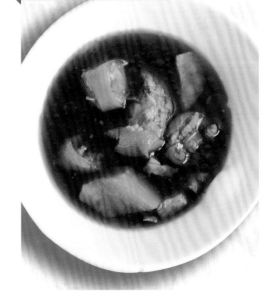

药膳功效

本药膳可以补肾健脾、益气强精，适用于阳痿早泄、性欲减退、风湿酸痛、筋骨无力等症状。

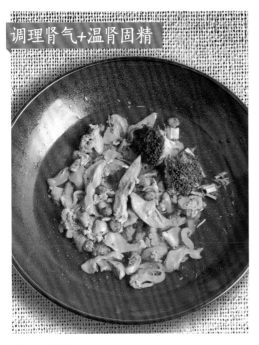

药膳功效

　　本药膳具有调理肾气、温肾固精的作用，对肾虚阳痿、早泄滑精、腰酸胀痛等症有辅助疗效。

附子蒸羊肉

材料：

　　【药材】附子 30 克。

　　【食材】羊肉 1000 克，生姜片、料酒、葱段、葱末、肉清汤、盐、熟猪油、胡椒粉、水各适量。

做法：

　　❶ 将羊肉洗净，切块，放入锅中，加适量水将其煮至七成熟，捞出。

　　❷ 取一个大碗依次放入羊肉块、附子，以及生姜片、料酒、熟猪油、葱段、肉清汤和水。

　　❸ 隔水蒸 3 小时，加葱末、盐、胡椒粉调味即可。

食材百科

　　羊肉有补肾壮阳的作用。羊肉肉质细嫩，含有丰富的蛋白质和维生素。它比猪肉和牛肉的脂肪、胆固醇含量都少。

五子下水汤

材料：

　　【药材】蒺藜子、覆盆子、车前子、菟丝子、芫蔚子各 10 克。

　　【食材】鸡内脏（含鸡肺、鸡心、鸡肝）、西蓝花、葱、生姜、盐、水各适量。

做法：

　　❶ 鸡内脏洗净，切片；生姜洗净，切丝；葱去根须，洗净，切丝；西蓝花洗净，切小朵；药材洗净备用。

　　❷ 将药材放入纱布包中，扎紧，放入锅中；锅中加适量水，至水盖住纱布包，用大火煮沸，再转成小火继续煮约 20 分钟。

　　❸ 转中火，放入鸡内脏片、生姜丝、葱丝，待鸡内脏片煮熟后，取出纱布包，加入盐和西蓝花稍煮即可。

本草详解

　　覆盆子可固精缩尿、益肾明目。优质的覆盆子表面呈棕色，背面及先端有灰白色毛，腹面及两侧有网状凹纹。质硬，气清香为佳。

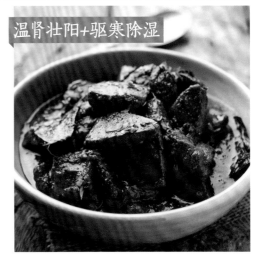

药膳功效

　　本药膳能温肾壮阳，适用于肾阳不足、阳痿滑精或阳虚水泛、尿少水肿等症状。附子具有回阳救逆、补火助阳的功效。附子与羊肉同食，其补益效果更显著。

腰膝酸软

☀ 当人出现肾虚情况时，不仅生殖发育会受到影响，体力、精神也会发生相应的变化，最明显的就是出现精力不济和腰膝酸痛。

对症药材		对症食材	
续断	杜仲	板栗	排骨
菟丝子	枸杞子	黑豆	香菇
巴戟天	锁阳	羊肉	猪腰
枸杞子		香菇	

健康诊所

病因探究 腰膝酸软是中医上所说的肝肾亏损的一种症状。肝肾亏虚的原因主要有两方面，一方面是外邪侵入后留滞体内，其损伤程度日渐加深，累及肝肾；另一方面是过劳受损，包括劳神、劳力及房事过度。

症状剖析 肾虚在情志方面表现为情绪不佳，常难以自控，头晕易怒，烦躁焦虑，常常引发抑郁等。躯体上表现为面色发白、怕冷喜温、腰腿疼痛。

本草药典

杜仲

性味 味甘，性温。
挑选 以皮厚而大、粗皮刮净、内表面暗紫色、断面银白橡胶丝多而长者为佳。
禁忌 生用效果更好，阴虚火旺者慎用。

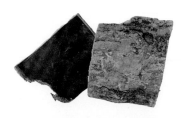

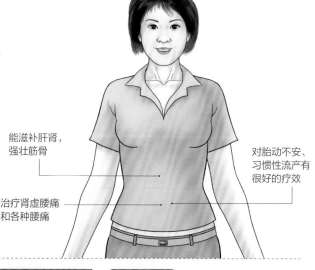

能滋补肝肾，强壮筋骨

对胎动不安、习惯性流产有很好的疗效

治疗肾虚腰痛和各种腰痛

饮食建议

宜
➜ 中老年人腰膝酸软，应多吃铁和钙含量丰富的食物，以预防骨质疏松的发生。
➜ 宜多食芝麻、核桃仁，芝麻中含有人体所需的多种营养，其中氨基酸的含量丰富。
➜ 可以适当选用羊肉、牛肉等具有驱寒功效的食物进行温补和调养。

忌
➜ 少食偏凉性的食物。

保健小提示

➜ 改善腰膝酸软，有以下两种按摩方法。揉腿肚：以双手掌紧夹一侧小腿肚，边转动边搓揉，每侧揉动20次左右，换腿重复。扳足：取坐位，两腿伸直，以两手扳足趾和足踝关节各30次。

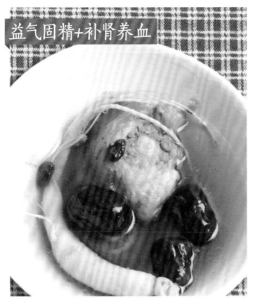

益气固精+补肾养血

药膳功效

　　本药膳可益气固精、补肾养血，对于肾虚引起的男子阳痿不举等性功能障碍、腰膝酸软等症状都有一定的辅助疗效。

巴戟天黑豆鸡汤

材料：

　　【药材】巴戟天 15 克。

　　【食材】胡椒粒 15 克，黑豆 100 克，鸡腿 1 只，盐 1 小匙，水适量。

做法：

　　❶ 将鸡腿洗净，剁块，放入沸水中汆烫，去除血水。

　　❷ 黑豆淘洗干净，与鸡腿块、巴戟天、胡椒粒一起放入锅中，加水至盖过所有材料。

　　❸ 用大火煮沸，再转成小火继续炖煮约 40 分钟，快煮熟时，加盐调味即成。

本草详解

　　巴戟天可补肾助阳、祛风除湿，适用于虚羸阳事不举、肾阳虚弱、命门火衰所致阳痿不育等症。优质的巴戟天表面呈灰黄色或暗灰色，质韧，断面皮部厚，紫色或淡紫色，气微。

强精党参牛尾汤

材料：

　　【药材】黄芪 15 克，党参 24 克，当归 18 克，红枣 6 颗，枸杞子 18 克。

　　【食材】牛尾 1 根，牛肉 250 克，牛筋 100 克，盐、水各适量。

做法：

　　❶ 将牛筋洗净，用水浸泡 30 分钟左右，再入水煮 15 分钟左右。

　　❷ 牛肉洗净，切块；牛尾洗净，剁成寸段；药材洗净。

　　❸ 将除盐外的材料放入锅中，用大火煮沸后，转小火煮 2 小时，加盐调味即可。

食材百科

　　牛尾具有补肾益气的功效，且性质平和，美味又滋养，非常适合体虚的人补身体。将牛尾与洋葱、胡萝卜、芹菜一起炖煮 30 分钟可有效去除牛尾的腥膻味。

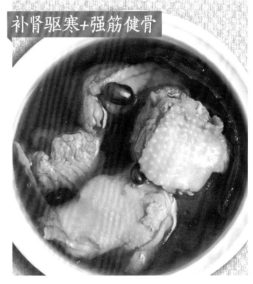

补肾驱寒+强筋健骨

药膳功效

　　本药膳补肾驱寒、强筋健骨的效果很好，可以改善体虚乏力、腰膝酸软等症状。因其有温肾的作用，所以也适用于辅助治疗由肾阳虚寒而导致的小便失禁、小便频数等症状。

滋补养肾篇

89

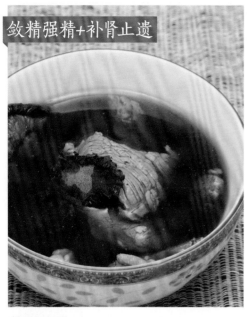

药膳功效

　　本药膳能敛精强精、补肾止遗，特别适合有阳气亏损、手脚冰凉症状的人服用。

鹿茸枸杞蒸虾

材料：

　　【药材】鹿茸 10 克，枸杞子 10 克。

　　【食材】大虾 500 克，米酒 50 毫升。

做法：

　　❶ 大虾剪去须脚，在虾背上划开，挑去泥肠，用水冲洗干净。

　　❷ 鹿茸去除茸毛（也可用鹿茸切片代替），与枸杞子一起用米酒泡20分钟左右。

　　❸ 将备好的大虾放入盘中，放上鹿茸、枸杞子，浇入米酒。

　　❹ 将盘子放入沸水锅中，隔水蒸 8 分钟即成。

本草详解

　　鹿茸可温肾壮阳、强筋健胃、生精益血，可用于改善性功能，辅助治疗男子阳痿、精血两亏，女性虚寒白带、久不受孕等病症。优质的鹿茸表面有棱，多抽缩干瘪，分枝较长且弯曲，茸毛粗长，灰色或黑灰色。

锁阳羊肉汤

材料：

　　【药材】锁阳 9 克。

　　【食材】羊肉 250 克，生姜 3 片，香菇 5 朵，盐、水各适量。

做法：

　　❶ 将羊肉洗净，切块，放入沸水中氽烫一下，捞出备用；香菇洗净；锁阳、生姜片洗净备用。

　　❷ 将除盐外的材料放入锅中，大火煮沸。

　　❸ 用小火慢慢炖煮至羊肉块软烂，起锅前加盐调味即可。

本草详解

　　锁阳可补肾助阳、润肠通便，适用于肾阳虚衰、阳痿精冷、肝肾不足、足痿筋软等症。优质的锁阳表面呈棕色或棕褐色，体重，质硬，难折断，断面浅棕色或棕褐色，有黄色三角状维管束。

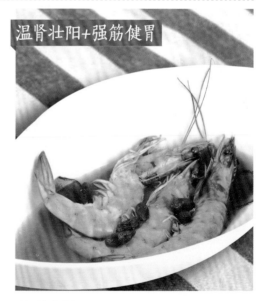

药膳功效

　　本药膳具有温肾壮阳、强筋健胃的作用，可有效地改善遗精、阳痿、腰酸腿软、虚寒怕冷的症状，对于提升精子质量有一定的效果。

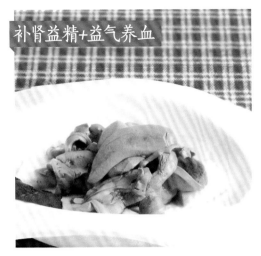

药膳功效

本药膳具有补肾益精、益气养血的作用。其中的当归、党参、山药是益气养血的中药材，三者合用有很好的益气养血的作用。再加上猪腰的滋补作用，对辅助治疗腰膝酸软无力有很好的效果。

板栗排骨汤

材料：

【药材】枸杞子汁适量。

【食材】板栗 250 克，排骨 500 克，胡萝卜 1 根，盐 1 小匙，水适量。

做法：

❶ 将板栗剥去壳，放入沸水中煮熟，备用；胡萝卜削去皮，冲净，切成小方块。

❷ 排骨洗净，切块，放入沸水汆烫，捞出备用；之后将除盐外的食材放入锅中。

❸ 大火煮沸后，加枸杞子汁，改用小火煮 30 分钟左右，煮好后加盐调味即可。

食材百科

胡萝卜有消食、除胀、下气定喘、益肝明目、通便等作用，可防止血管硬化、增强免疫功能。胡萝卜含有丰富的 β-胡萝卜素，在人体内可以转化为维生素 A，却只溶于油，所以胡萝卜最好用油烹制，这样营养成分才会充分析出。

三仙烩猪腰

材料：

【药材】当归、党参、山药各 10 克。

【食材】猪腰 500 克，酱油、葱丝、蒜末、醋、生姜丝、香油、水各适量。

做法：

❶ 将猪腰洗净切开，去除筋膜和臊线，处理干净放入锅中，加当归、党参、山药，再加适量水至盖过所有材料。

❷ 将猪腰炖煮至熟透，捞出猪腰，待冷却后分切成薄片，摆放在盘中。

❸ 在猪腰片上浇上酱油、醋、葱丝、生姜丝、蒜末、香油等调料，拌匀即可。

食材百科

猪腰对肾虚有很好的补益作用，对男性而言能补益精气、治疗肾虚。此外，猪腰还适宜女性食用，加葱、姜、大米煮粥，可辅助治疗产后虚汗、发热、肢体疼痛。

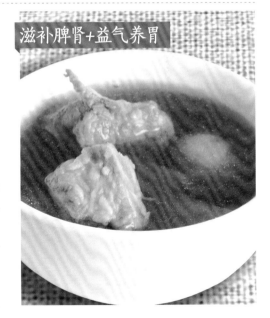

药膳功效

本药膳可以滋补脾肾、益气养胃，还有辅助治疗腰腿酸疼、舒筋活络的功效。排骨可以补血益气，板栗中的钾有助于维持正常心律，膳食纤维还能润肠通便。

肾气虚

☀ 人体中的气存在于五脏六腑，包括胃气、肺气、肝气、肾气等。其中，肾气主生长发育和生殖机能，肾气不足就需要益气养肾。

对症药材		对症食材	
枸杞子	海马	鸡蛋	板栗
山药	巴戟天	鸡肉	虾
核桃仁	黄芪	海参	香菇

黄芪

海参

健康诊所

病因探究 肾气虚，即肾气化生不足。肾气虚与肾阳虚有一定的关系，只是程度有所不同，肾气虚严重者可以发展为肾阳虚；反过来，肾阳虚可以好转为肾气虚，继而渐渐痊愈。

症状剖析 男性常见的肾气虚症状有滑精早泄，尿后滴沥不尽，小便次数多而尿液清稀，还伴有腰膝酸软、听力减退、乏力气短、腿脚沉重、手脚冰凉等症状。

本草药典

核桃仁

性味 味甘，性温。

挑选 仁片张大，色泽白净，含油量高者佳。

禁忌 阴虚火旺、大便溏泄者应少食或忌食核桃仁。

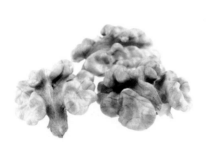

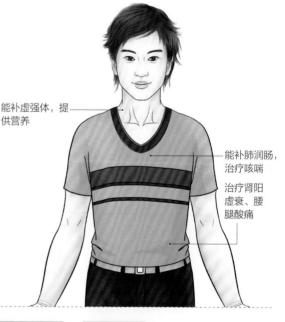

能补虚强体，提供营养

能补肺润肠，治疗咳喘

治疗肾阳虚衰、腰腿酸痛

饮食建议

宜 ➥ 平时多吃核桃、灵芝、韭菜、羊肉、狗肉、猪腰、牛肉、枸杞子、板栗、鸡肉等食物。

忌 ➥ 避免吃寒凉食物，如冷饮，或者香蕉、火龙果、海带等。

保健小提示

➥ 肾气虚的人可以选择按摩来调养。在太渊穴、内关穴、肾俞穴，以及关元穴、照海穴、血海穴，用拇指或者食指，稍微用力垂直点按，每天早晚各一次，每个穴位每次点按170下。

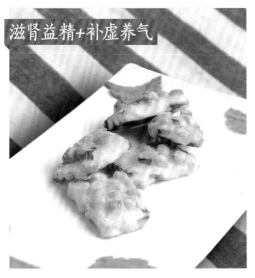

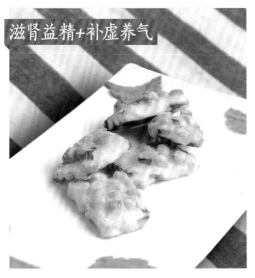
滋肾益精+补虚养气

海鲜山药饼

材料：

【药材】黄精 15 克，枸杞子 10 克。

【食材】虾仁 35 克，鲜干贝 2 颗，乌贼 50 克，菜花 1 朵，玉米粒 3 大匙，玉米粉 1/3 大匙，奶粉 1 大匙，山药粉 2/3 杯，食用油 1 大匙，盐、水各适量。

做法：

❶ 黄精洗净，用水煮沸，转小火熬出汤汁备用；虾仁洗净，去泥肠，切丁；枸杞子洗净，用水泡发；鲜干贝、乌贼、菜花分别洗净，切小丁。

❷ 将做法 ❶ 的材料和奶粉、玉米粒、玉米粉、山药粉、盐等材料一起搅匀，做成面糊，煎成金黄色即可。

食材百科

乌贼富含蛋白质、脂肪及多种维生素和矿物质，具有补益精气、健脾利水的作用。

药膳功效

本药膳具有滋肾益精、补虚养气的功效。山药具有补脾益肾、养肺、止泻、敛汗之功效，是很好的进补"食物药"。此外，海鲜也有滋补功效，和山药同食，补益效果更佳。

海马虾仁童子鸡

材料：

【药材】海马 10 克，枸杞子适量。

【食材】虾仁 15 克，童子鸡 1 只，米酒、葱段、蒜片、盐、生姜片、水淀粉、清汤各适量。

做法：

❶ 将童子鸡处理干净，洗去血水，然后放入沸水中汆烫煮熟，剁成小块备用。

❷ 将海马、虾仁用温水洗净，泡 10 分钟，放在鸡肉块上。

❸ 加入葱段、生姜片、蒜片、洗净的枸杞子及米酒、清汤，上笼蒸烂，加盐后，淋上水淀粉勾芡即成。

本草详解

海马可补肾壮阳、理气活血，适用于阳痿不举、遗精遗尿、肾虚作喘、癥瘕积聚等症。优质的海马躯干部呈七棱形，尾部呈四棱形，渐细而卷曲，体上有瓦楞形的节纹。

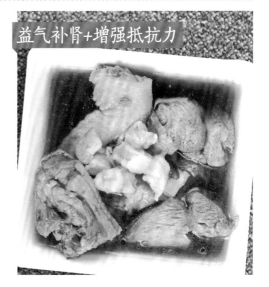
益气补肾+增强抵抗力

药膳功效

此药膳可以益气补肾、增强抵抗力，能够促进精子的生成与活力，更可增进性腺机能、增强抵抗力、补充体力与活力，对肾气虚弱所导致的性功能衰退有辅助治疗效果。

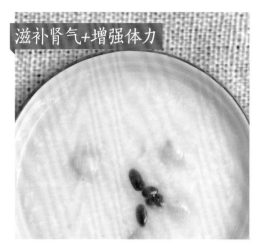
滋补肾气+增强体力

板栗枸杞粥

材料：

【药材】枸杞子 100 克。

【食材】板栗 200 克，盐 6 克，大米 100 克，水适量。

做法：

❶ 将大米用水淘洗干净；板栗用开水烫过冲凉，剥壳；枸杞子洗净备用。

❷ 在砂锅中加入适量水，投入板栗和大米，用小火一起熬煮成粥（大约需要 70 分钟）。

❸ 快煮好时撒上枸杞子，加入盐，然后再煲煮入味即可。

药膳功效

此粥可以滋补肾气、增强体力，改善体虚气短、腰酸腿软等症状，对于刺激性激素分泌、防止性功能衰退、提高生育能力有很大帮助。正常人服用也可以起到补充体力、增强体质、提高抗病能力的作用。

食材百科

板栗能补脾养胃、强肾补筋，可用于辅助治疗食欲不振、反胃和慢性腹泻，还能预防高血压病、冠心病等疾病。

杜仲烧牛肉

材料：

【药材】五加皮、杜仲各 5 克。

【食材】牛肉 250 克，葱 1 根（切段），胡萝卜 1/3 根，淀粉半小匙，橄榄菜、酱油、生姜末、食用油、盐、米酒、水各适量。

做法：

❶ 把药材加水熬煮，滤取药汁。

❷ 牛肉洗净，切片，加入生姜末、米酒、酱油、淀粉搅拌均匀，再腌 20 分钟左右；胡萝卜洗净，切片；橄榄菜洗净。

❸ 热锅烧油，爆香葱段，与腌好的牛肉片一同拌炒；牛肉快熟时倒入药汁、胡萝卜片、橄榄菜一起炒熟，加盐调味即成。

食材百科

牛肉能补中益气、滋养脾胃、强健筋骨，适合体虚乏力、筋骨酸软、贫血久病及面黄目眩的人食用。牛肉不宜常吃，也不宜多吃，一般以一周一次为宜。

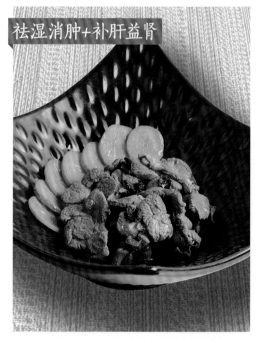
祛湿消肿+补肝益肾

药膳功效

本药膳可祛湿消肿、补肝益肾，对辅助治疗高血压病，以及因肾虚引起的耳鸣耳聋、腰膝无力等症有益。

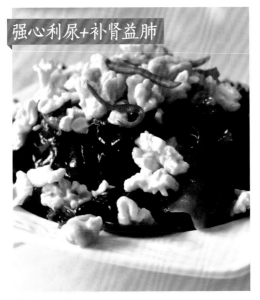

强心利尿+补肾益肺

木耳炒核桃仁

材料：

【药材】核桃仁60克。

【食材】黑木耳100克，食用油、盐、葱末、辣椒、酱油各适量。

做法：

❶ 黑木耳用水泡软，摘去根部，撕成小朵，清洗干净。

❷ 辣椒洗净，切丝。

❸ 水煮沸，把黑木耳和核桃仁焯一下，沥干水分。

❹ 热锅烧油，放入葱末和辣椒丝煸出香味，放入黑木耳和核桃仁，加酱油、盐翻炒均匀即可。

药膳功效

核桃仁具有强心利尿、补肾益肺作用，而木耳作为黑色食物也有助于补肾壮阳。此菜肴能补肺肾不足，对肾气不足有很好的辅助治疗效果。

食材百科

黑木耳色泽黑褐、质地柔软、味道鲜美、营养丰富、可素可荤，具有补气活血、滋润强壮、通便之功效。

滋补养肾篇

枸杞鱼片粥

材料：

【药材】枸杞子5克。

【食材】鲷鱼30克，大米100克，香菇丝10克，竹笋丝10克，高汤、水各适量。

做法：

❶ 鲷鱼去内脏，洗净，切薄片；枸杞子洗净，泡温水；大米洗净。

❷ 香菇丝、高汤、竹笋丝、大米放入煮锅，倒入适量水，熬成粥状。

❸ 加入枸杞子、鲷鱼片煮熟即可食用，可根据个人口味适当添加调料。

食材百科

鲷鱼含有丰富的优质蛋白质、脂肪及碘、锌等矿物质，具有补脾养胃、祛风、消食、促进新陈代谢的功效。烹调鲷鱼以清蒸、红焖和制作生鱼片为主。

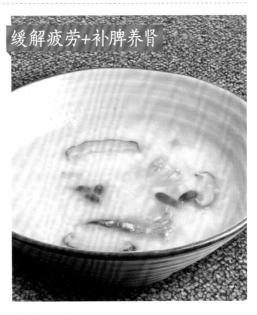

缓解疲劳+补脾养肾

药膳功效

本药膳具有缓解疲劳、补脾养肾的功效。枸杞子可美容、补肾、益精血，对体倦乏力、头晕眼花、腰膝酸软等病症有效。

骨质疏松

中老年人常出现腰痛、驼背、腿疼等症状，这就可能是骨质疏松了。由于激素水平等的变化，骨质疏松多发生在更年期之后。

对症药材		对症食材	
鹿茸	牛膝	韭菜	乌鸡
五加皮	杜仲	苜蓿	鱼丸
续断	巴戟天	木耳	芹菜

牛膝

芹菜

健康诊所

病因探究 肾虚是老年性骨质疏松症发病的根本原因。中医认为，肾主骨，意思就是骨骼的生长、发育、修复均有赖于肾中精气的充盈、滋养与推动。肾虚精衰，就会导致骨髓亏虚、骨骼失养。此外，脾胃虚损、肝脏虚损、心肺虚损、气血紊乱等也会导致骨质疏松。

症状剖析 骨质疏松的表现主要有变矮，驼背弯腰；脊痛肢酸，活动不利；动作迟缓，易骨折；神疲健忘，面焦形坏；耳鸣眼花，脱发、掉齿等症状。

本草药典

五加皮

性味 味辛、苦，性温。
挑选 表皮灰棕色，折断面平坦者佳。
禁忌 阴虚火旺者慎服。

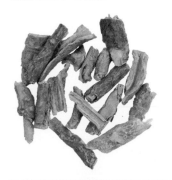

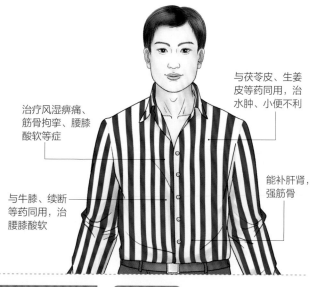

治疗风湿痹痛、筋骨拘挛、腰膝酸软等症

与茯苓皮、生姜皮等药同用，治水肿、小便不利

能补肝肾，强筋骨

与牛膝、续断等药同用，治腰膝酸软

饮食建议

宜
- 多吃含钙量丰富的食物，如虾皮、蛋类、肉类、海带等。
- 多吃牛奶、奶制品、大豆和鱼类，这些都有助于钙质的吸收。

忌
- 不宜多吃糖或喝咖啡，也不宜吃得过咸。
- 不宜吃含较多草酸的蔬菜，如菠菜、苋菜等。

保健小提示

单纯地服用钙片，补钙效果不是很好，因为钙质的吸收需要维生素D和蛋白质配合完成，所以在补钙的同时再补充一些富含维生素D的食物，如奶制品、胡萝卜、白薯、绿叶蔬菜、板栗、鸡蛋、鱼卵、豌豆苗等。

健脾益气+补钙壮骨

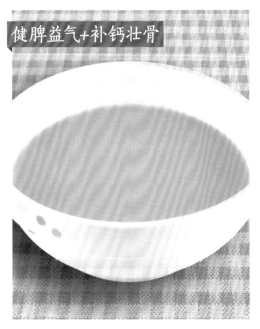

大骨高汤

材料：

【药材】枸杞子5克。

【食材】猪大骨1000克，香菇30克，包菜50克，黄豆芽100克，胡萝卜块、玉米各200克，水5升。

做法：

❶ 猪大骨洗净，切块，汆烫，泡水30分钟。

❷ 将香菇、包菜、胡萝卜块、黄豆芽、玉米等材料分别洗净，沥水备用。

❸ 将水倒入锅中，开中火煮沸，加入所有材料。

❹ 转小火继续煮3小时，再将固体材料过滤掉即成。

药膳功效

用猪骨熬出来的高汤，口味香醇浓郁，能健脾益气、补钙壮骨，很适合搭配肉类入粥。

食材百科

猪大骨的骨髓富含骨胶原，除了可以美容，还可以促进伤口愈合、增强体质。猪大骨以后腿骨最佳。

牛膝蔬菜鱼丸

材料：

【药材】牛膝9克。

【食材】鱼丸300克，水7杯，菠菜、豆腐、豆干条、酱油、盐各适量。

做法：

❶ 将牛膝加2杯水，用小火煮成1杯量，滤取药汁；菠菜洗净，切段；豆腐切块。

❷ 锅中加5杯水，先将鱼丸煮至将熟时，再放入菠菜段、豆腐块、豆干条煮熟（煮约3分钟）。

❸ 加入牛膝药汁略煮，加盐、酱油调味，盛盘即可。

本草详解

牛膝能改善肝功能，还有降低胆固醇的作用。酒炙后，有活血祛瘀、通经止痛作用；盐炙后，则主要有补肝肾、强筋骨之效。牛膝兼治女子月闭血枯，能催生下胎。

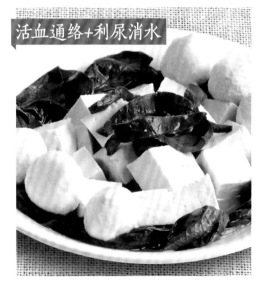

活血通络+利尿消水

药膳功效

本药膳能活血通络、壮骨强筋，还有利尿消水的作用。牛膝搭配鱼丸和豆腐，既能治疗腰膝酸软，又能充分补充钙质和维生素，有利于滋补肾阴、强健身体。

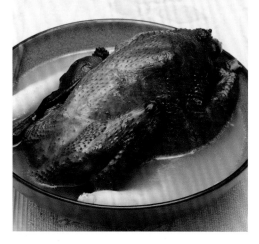

鲜人参炖乌鸡

材料：

【药材】人参2根。

【食材】猪瘦肉200克，乌鸡650克，火腿30克，生姜2片，花雕酒3克，盐2克，水适量。

做法：

❶ 将乌鸡去毛，在背部剖开去内脏，洗净；猪瘦肉洗净，切片；火腿切粒。

❷ 将乌鸡和猪瘦肉片分别氽烫去除血水后，加入火腿粒、生姜片、花雕酒、洗净的人参、水，然后装入炖盅，隔水炖4小时。

❸ 在炖好的汤中加盐调味即可。

食材百科

猪瘦肉不仅含有丰富的蛋白质，还含有钙、磷、锌等矿物质元素，既可以补充人体所需的营养，又有滋阴润燥、补虚强身的作用。烹饪猪瘦肉不宜过早放盐，否则易使肉质变硬，不易烧烂。

药膳功效

本药膳具有活血补心、强筋行气等功效，可以用于辅助治疗阴虚内热所致之虚烦少寐、神志不宁、五心烦热、心悸神疲等症。

黑白木耳炒芹菜

材料：

【药材】干黑木耳、银耳各15克。

【食材】芹菜、胡萝卜、黑芝麻、白芝麻、盐、白糖、食用油各适量。

做法：

❶ 干黑木耳、银耳以温水泡开，洗净；芹菜洗净，切段；胡萝卜洗净，切片。上述材料皆以沸水氽烫，捞起备用。

❷ 热锅烧油，放入黑芝麻、白芝麻爆香，拌入黑木耳、银耳、芹菜段、胡萝卜片，最后加盐、白糖调味即可。

食材百科

芹菜具有清热除烦、平肝、利水消肿、凉血止血的作用。要选色泽鲜绿、叶柄厚、茎部稍呈圆形、内侧微向内凹的芹菜。烹饪前把芹菜放沸水中焯烫，马上过凉，可以减少烹调时间。

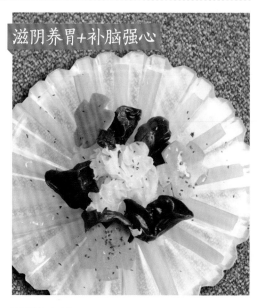

药膳功效

本药膳有滋阴养胃、补脑强心的功效，且其富含胶质，对骨质疏松症有良好的预防效果。

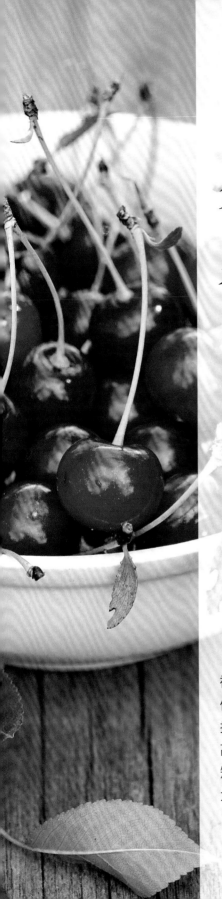

第六章

补血护心篇

《灵枢·邪客》说："心者，五脏六腑之大主也，精神之所舍也。其脏坚固，邪弗能容也。容之则心伤，心伤则神去，神去则死矣。"补血养心，保护心血管是维持健康的基础。本章针对气血不畅、高血糖、低血糖、高血压、低血压、高脂血症、贫血、精神不济、心悸气短、精神紧张等症，介绍补血护心药膳的做法，方便广大读者对症选择。

药材、食材推荐

西洋参

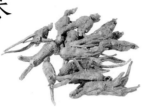

[功效] 补气养阴，清热生津。
[挑选] 西洋参以内部黄白色、质疏松、气香味浓者为佳。
[禁忌] 不宜与藜芦同用。

人参

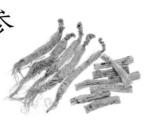

[功效] 补脾益肺，安神益智。
[挑选] 香气特异，以味微苦、甘者为佳。
[禁忌] 无论是煎服还是炖服，忌用五金炊具。

当归

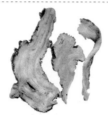

[功效] 补血活血，调经止痛。
[挑选] 以外皮细密、黄棕色至棕褐色、质柔韧，断面黄白色、有黄棕色环状纹者为佳。
[禁忌] 慢性腹泻者忌食。

川芎

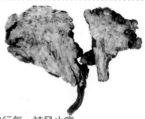

[功效] 活血行气，祛风止痛。
[挑选] 面黄褐色，以质坚实、断面色黄白、油性大、香气浓者为佳。
[禁忌] 月经过多、孕妇忌用。

龟甲

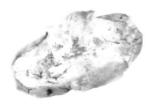

[功效] 滋阴潜阳，养血补心。
[挑选] 以质坚硬、自骨板缝处断裂、气微腥、味微咸者为佳。
[禁忌] 孕妇忌用。

丹参

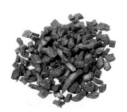

[功效] 活血调经，除烦安神。
[挑选] 以质坚硬，断面平整，气微，味甜、微苦者为佳。
[禁忌] 孕妇慎用。

桂圆

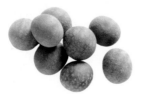

[功效] 益气补血，养血安神。
[挑选] 外壳粗糙、颜色黯淡、果肉洁白光亮的新鲜。
[禁忌] 孕妇不宜过多食用。

远志

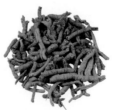

[功效] 安神益智，祛痰消肿。
[挑选] 以色黄、筒粗、肉厚、干燥者为佳。
[禁忌] 有实热或痰火内盛者，以及有胃溃疡或胃炎者慎用。

樱桃

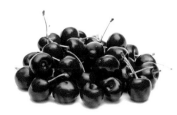

[功效] 补血养颜，补中益气。
[挑选] 以颜色深红或暗红色、果梗部深凹者为佳。
[禁忌] 热性病者及虚热咳嗽者、糖尿病者忌食。

大黄

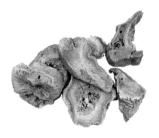

[功效] 凉血解毒，逐瘀通经。
[挑选] 以黄棕色、无星点、气清香者为佳。
[禁忌] 孕妇及月经期女性禁用。

黄精

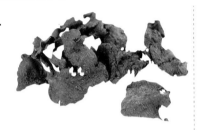

[功效] 养阴润肺，补脾益气。
[挑选] 以形状呈姜形、有香味者为佳。
[禁忌] 中寒泄泻，痰湿痞满气滞者忌服。

茯苓

[功效] 利水渗湿，健脾宁心。
[挑选] 以体重坚实，外表呈褐色而略带光泽，无裂隙，皱纹深，断面色白、细腻，嚼之黏性强者为佳。
[禁忌] 虚寒精滑或气虚下陷者忌服。

菠菜

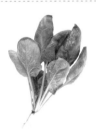

[功效] 滋阴养血，通络护心。
[挑选] 以色泽浓绿、根部为红色者为佳。
[禁忌] 脾胃虚弱、肾炎和肾结石患者不宜多食或忌食。

玉米

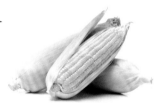

[功效] 益肺宁心，健脾开胃。
[挑选] 以籽粒外表半透明有光泽、粒色金黄，坚硬饱满者为佳。
[禁忌] 忌和田螺同食。

胡萝卜

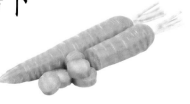

[功效] 补血益气，抗癌护心。
[挑选] 以肉厚、心小、体短，表面光滑，没有外伤者为佳。
[禁忌] 不宜与白萝卜、辣椒等一起食用。

红枣

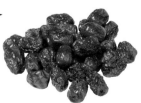

[功效] 补养心血，益气生津。
[挑选] 以颗粒饱满，表皮不裂、不烂，皱纹少，痕迹浅者为佳。
[禁忌] 外感风寒感冒者、腹胀气滞者、糖尿病者不宜食用。

气血不畅

对症药材		对症食材	
海马	当归	花生	鸡蛋
三七	赤芍	油菜	金橘
川芎	姜黄	胡萝卜	番木瓜
姜黄		胡萝卜	

☀ 当人体里的气血不能正常循环流动时，就会发生气滞血瘀，导致长斑、关节痛、痛经等症状。

健康诊所

病因探究 瘀血常因情绪意志长期抑郁，或久居寒冷地区，以及脏腑功能失调所致。临床表现为疼痛，甚至形成肿块。活血化瘀，即用具有消散作用的或能攻逐体内瘀血的药物治疗瘀血病症的方法。

症状剖析 瘀血的人会心悸、心律不齐；平常面色晦暗，雀斑、色斑多；眼睛里常有红血丝；皮下毛细血管明显，下肢静脉曲张；慢性关节痛、肩膀发酸、头痛；胃部感觉饱胀，按压时有不适感。

本草药典

川芎

性味 味甘，性温。
挑选 以香气浓、油性大者为佳。
禁忌 高血压病者及阴虚火旺者均忌食。

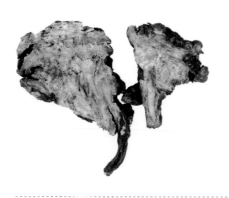

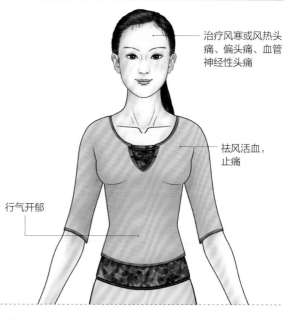

治疗风寒或风热头痛、偏头痛、血管神经性头痛

祛风活血，止痛

行气开郁

饮食建议

宜
- 血瘀者如果症状较轻，可以使用当归泡水代茶饮，每天放十几片，喝到没有味道、没有颜色为止。
- 平时应多食具有活血化瘀功效的食物，如山楂、醋、玫瑰花、金橘、油菜、番木瓜等。
- 可以适当饮酒，如黄酒、葡萄酒、红酒等，对促进血液循环有益。

保健小提示

➜ 精油按摩有很好的活血化瘀效果，按摩最好是在刚洗完澡时。推荐使用薄荷精油、玫瑰精油、茉莉花精油、玉兰花精油、柠檬精油、茴香精油、生姜精油、肉桂精油等。

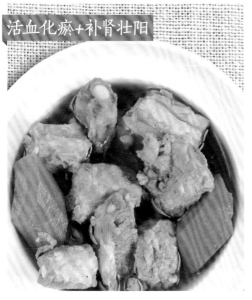

药膳功效

本药膳可活血化瘀、补肾壮阳，能增强抵抗力，用于辅助治疗肾阳虚弱、夜尿频繁等症状。女性服用还可辅助治疗由体虚所引起的白带增多症状。

海马排骨汤

材料：

【药材】海马 2 只。

【食材】排骨 220 克，胡萝卜 50 克，鸽蛋 2 个，盐 1 克，水适量。

做法：

❶ 将排骨洗净，剁成若干块，汆烫备用；胡萝卜洗净，切块；鸽蛋洗净，煮熟去壳。

❷ 将海马、排骨块、胡萝卜块、鸽蛋放入汤煲中，放入适量水（水量不要太多，能盖过材料即可），用小火煲熟。快熟时加盐调味即可。

食材百科

鸽蛋具有补肝肾、益精气、丰肌肤等功效，适合有贫血、月经不调、气血不足症状的女性食用。鸽蛋不宜多吃，一天最好不要超过 5 个，肝炎、过敏、肾病、腹泻患者尤其不宜多吃。

三七蛋花汤

材料：

【药材】三七 10 克。

【食材】鸡蛋 2 个，盐、水各适量。

做法：

❶ 将三七去除杂质，洗净；锅置火上，倒入适量水，将三七放入煮沸，滤取药汁；2 个鸡蛋打散备用。

❷ 另起锅，倒入适量水，煮沸后倒入蛋液煮至熟。

❸ 将备好的药汁倒入锅中，待再次煮沸后，加入盐调味即可。

本草详解

三七味苦、微甜，能散瘀止血、消肿止痛。可用于各种内、外出血，胸腹刺痛，跌打损伤，还能稳定血糖、调节血脂、抑制动脉硬化，增强记忆力，提高免疫力，抗肿瘤，保肝，抗炎。

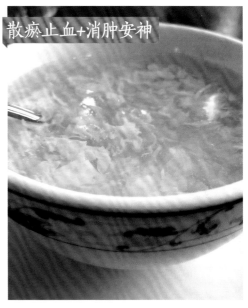

药膳功效

本药膳具有散瘀止血、消肿安神、补血活血、行滞等功效，可用于气滞血瘀型月经不调和不孕症的调理。

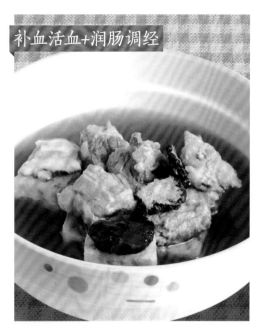

药膳功效

本药膳中的中药都具有补血活血、润肠调经的功效，适用于面色枯黄、心慌头晕、月经不调等症状，是女性的调养佳品。

当归赤芍炖排骨

材料：

【药材】当归、赤芍、熟地黄、丹参各9克，川芎4.5克，三七粉4.5克。

【食材】排骨500克，米酒1瓶，盐、水各适量。

做法：

❶ 将排骨洗净，切块，氽烫去腥，再用温开水冲洗干净，沥水，备用；药材洗净，备用。

❷ 将当归、赤芍、熟地黄、丹参、川芎入水煮沸，放入排骨块，加米酒，待水煮沸，转小火，续煮30分钟。

❸ 加入三七粉拌匀，加盐调味即可。

本草详解

丹参既能补血，又能活血，常用于面色萎黄、嘴唇及指甲苍白、头晕眼花、心慌心悸、舌质淡等病症；也可用于血虚症，是女性的调养佳品。优质的丹参表面呈灰褐色或棕褐色，质坚硬，易折断。

川芎黄芪炖鱼头

材料：

【药材】川芎3小片，枸杞子10克，黄芪2小片，红枣3颗。

【食材】鱼头1个，丝瓜200克，高汤、生姜片、葱段、盐各适量。

做法：

❶ 鱼头去鳞、鳃，洗净；丝瓜去皮，切片；药材洗净，备用。

❷ 锅内放入高汤、川芎、黄芪、生姜片、葱段、枸杞子煮10分钟，改用小火保持微沸。

❸ 将鱼头、红枣和丝瓜片放入汤中，用小火煮15分钟，加盐调味即可。

食材百科

做鱼头时，首先要清理干净鱼鳃，洗净鱼嘴里的黏液。烹调时要水热后入锅，炖出的鱼汤才是奶白色的，而且味道鲜美香浓。汤中要加葱、生姜去腥调味。

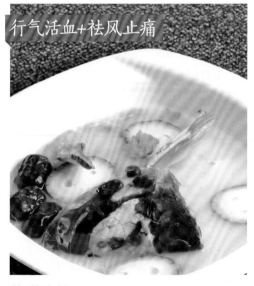

药膳功效

本药膳具有行气活血、祛风止痛的功效，可用于预防头晕、头痛，可辅助治疗身体虚弱的妇女洗头之后出现的头痛、头晕，以及妇女产后头痛等。

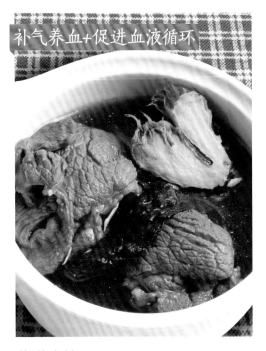

补气养血+促进血液循环

药膳功效

本药膳具有补气养血、促进血液循环的良好功效，气血瘀滞不畅的人可以借助这道菜得到改善。

当归苁蓉炖羊肉

材料：

【药材】当归6克，肉苁蓉9克，山药15克，桂枝3克，黑枣6颗，核桃仁9克。

【食材】羊肉250克，生姜3片，米酒、盐、水各适量。

做法：

❶ 将羊肉洗净，切块，加生姜片，在沸水中汆烫一下，去除血水和羊骚味。

❷ 将所有药材洗净，放入锅中，羊肉块置于药材上方，再加入少量米酒及适量水（水量盖过材料即可）。

❸ 用大火煮沸后，转小火炖约40分钟，加盐调味即可。

百草详解

桂枝可发汗解肌、温通经脉、助阳化气，适用于风寒感冒、脘腹冷痛、血寒经闭、关节痹痛等症。优质的桂枝表面呈红棕色至棕色，质硬而脆，易折断，有特异香气。

川芎乌龙活血止痛茶

材料：

【药材】川芎6克。

【食材】乌龙茶6克，沸水适量。

做法：

将川芎洗净，与乌龙茶共置茶杯中，冲入适量沸水，泡闷约15分钟后，分2~3次温饮。每日1剂。

食材百科

乌龙茶创制于1725年（清雍正年间）前后，是经过杀青、萎凋、摇青、半发酵、烘焙等工序后制出的品质优异的茶类，品尝后齿颊留香，回味甘鲜。乌龙茶的药理作用突出表现在分解脂肪、减肥健美等方面。此外，每天饮用乌龙茶还有助于降低血液中胆固醇的含量，改善皮肤过敏及抗肿瘤，预防衰老。

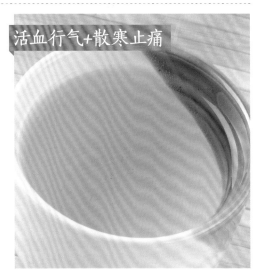

活血行气+散寒止痛

药膳功效

本药茶具有活血行气、散寒止痛的作用，不仅能调理月经不调、痛经，还能预防血管神经性头痛和心脑血管栓塞，预防血糖升高。

高血糖、低血糖

对症药材		对症食材	
枸杞子	玉竹	洋葱	芹菜
麦冬	人参	蒜	猪肝
山药	白术	木耳	苦瓜
玉竹		苦瓜	

✤ 血糖是血液带给身体各个器官的能量物质，是维持各项生理功能正常的基础。血糖过高或者过低都会对身体造成损害。

健康诊所

病因探究 低血糖是指由营养不良或代谢失调等引起的血糖低于正常水平的症状。血糖含量超过正常水平则称为高血糖，当血糖浓度超过一定限度，就会有部分糖随尿液排出，形成糖尿。

症状剖析 低血糖患者会出虚汗、头晕、心跳加快、颤抖、常有饥饿感、无力、手足发麻；高血糖有多尿、口渴、多饮的症状，体重减轻、形体消瘦，以致疲乏无力、精神不济。

本草药典

麦冬

性味 味甘、微苦，性微寒。
挑选 以身干、体肥大、色黄白、半透明、质柔、有香气、嚼之发黏者为佳。
禁忌 脾胃虚寒泄泻、胃有痰饮湿浊及暴感风寒咳嗽者均忌服。

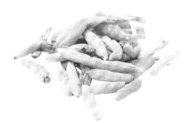

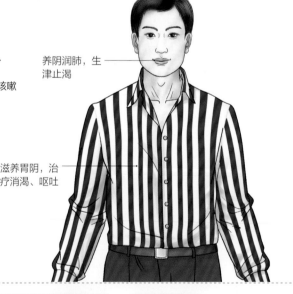

养阴润肺，生津止渴

滋养胃阴，治疗消渴、呕吐

饮食建议

宜
➡ 高血糖者宜食用高纤维食物，如粗粮、膳食纤维含量高的蔬菜等。
➡ 高血糖者应保证蛋白质的摄入量，选择具有消渴降糖功效的药食两用品，如黄鳝、泥鳅、猪肚、南瓜子、西瓜皮、冬瓜皮、苦瓜等。

忌
➡ 高血糖者应避免高糖食物，少食淀粉含量过高的食物。

保健小提示

➡ 低血糖的人要注意随身携带一些含糖丰富的食物，甜巧克力就是不错的选择，其中丰富的糖分能够帮助人体迅速恢复血糖，巧克力中的可可脂还有轻微的兴奋作用，可以使血管收缩，血压升高。

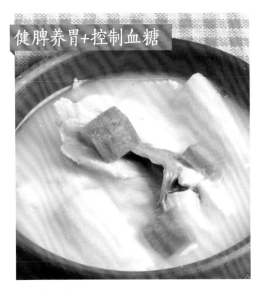

健脾养胃+控制血糖

药膳功效

本药膳主要能健脾养胃、控制血糖。山药含有可溶性膳食纤维，能推迟胃内食物的排空，控制饭后血糖升高，还能助消化，可用于糖尿病脾虚泄泻、小便频数。

枸杞地黄肠粉

材料：

【药材】红枣1颗，熟地黄5克，枸杞子3克。

【食材】虾仁20克，猪肉丝4克，河粉100克，淀粉、米酒各5克，甜辣酱、盐、酱油各3克，水适量。

做法：

❶ 红枣和熟地黄洗净，入碗，加水用中火煮30分钟，滤取药汁备用。

❷ 虾仁去泥肠，洗净，和猪肉丝一起放入碗里，用淀粉、米酒、甜辣酱、盐、酱油腌15分钟。

❸ 河粉切块，包入备好的材料，蒸6分钟，出锅时将药汁淋在肠粉上，撒上洗净的枸杞子即可。

本草详解

熟地黄具有补血滋阴、益精填髓的功效。优质的熟地黄乌黑，有光泽，黏性大。

山药煮鲑鱼

材料：

【药材】山药20克。

【食材】鲑鱼80克，胡萝卜、海带各10克，水3杯，盐适量。

做法：

❶ 鲑鱼洗净，切块，入水氽烫，去腥味；山药、胡萝卜削皮，洗净，切块；海带洗净，切小片备用。

❷ 山药块、胡萝卜块、海带片放入锅中，加3杯水煮沸，转中火熬成1杯水。

❸ 加鲑鱼块煮熟，加盐调味即可。

食材百科

鲑鱼就是我们常说的三文鱼，其所含的虾青素能有效预防心脏病、糖尿病、动脉硬化等。鲑鱼肉颜色越深越新鲜，用手按时鱼肉紧实、有弹性，且白色脂肪线清晰不模糊的品质好。

补益肝肾+滋养气血+稳定血糖

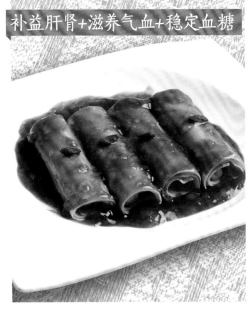

药膳功效

本药膳含有多种营养成分，不仅能消炎杀菌，还能补钙。其中的虾仁能够补益肝肾、滋养气血、稳定血糖。

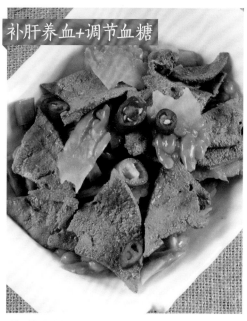

补肝养血+调节血糖

药膳功效

本药膳的功效是补肝养血、调节血糖。苦瓜含有铬和类似胰岛素的物质，有明显的调节血糖的作用，它能促进体内糖分分解，改善体内的脂肪平衡，是糖尿病患者理想的食疗食物。

苦瓜炒猪肝

材料：

【药材】麦冬汁适量。

【食材】苦瓜 125 克，猪肝 200 克，蒜 1 瓣，葱 10 克，食用油 1 小匙，酱油、料酒、盐、水淀粉各适量。

做法：

❶ 猪肝洗净，入沸水中氽烫去血水。

❷ 苦瓜洗净，切开去子，切成片；蒜去皮，切成蒜末；葱洗净，切成葱末。

❸ 猪肝晾凉后切片，放入蒜末、葱末、料酒、酱油、水淀粉抓匀，腌10分钟。

❹ 炒锅放油烧热，放入葱末爆香，然后把腌好的猪肝片放入，翻炒2分钟左右。

❺ 将苦瓜片放入锅中，翻炒至苦瓜片稍微变软后，加入麦冬汁，加盐调味即可。

食材百科

猪肝含有丰富的铁元素，是最佳补血食物之一，经常食用猪肝能调节和改善贫血患者的造血功能。猪肝含有丰富的维生素 A，能保护视力、美容肌肤。

山药杏仁糊

材料：

【药材】山药 180 克，杏仁粉 30 克。

【食材】小米饭 170 克，白醋、白糖、水各适量。

做法：

❶ 山药去皮，洗净，切丁；锅中加水煮沸，放入山药丁、白醋煮熟。

❷ 将山药丁、小米饭、杏仁粉、水倒入搅拌机，搅打成汁。

❸ 将山药杏仁糊倒入锅中，开小火，边煮边搅拌，煮沸后加白糖调味即可。

食材百科

白醋以色白而名，多以糯米等为原料，经制曲、浸泡、蒸料、糖化发酵、酒精发酵而成，是烹调专用调味品，具有散瘀止血、解毒杀虫的作用。

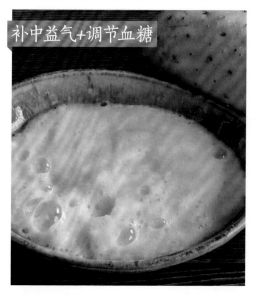

补中益气+调节血糖

药膳功效

本药膳具有补中益气、调节血糖的作用，对糖尿病患者有益。

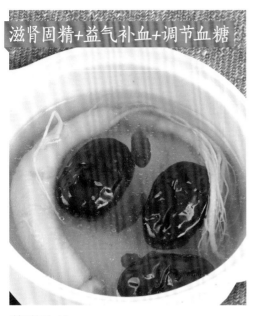

滋肾固精+益气补血+调节血糖

党参枸杞红枣汤

材料:

【药材】党参 20 克，枸杞子、红枣各 12 克。

【食材】盐、水各适量。

做法:

❶ 将党参洗净，切成段备用。

❷ 将红枣、枸杞子放入水中浸泡 5 分钟后捞出备用。

❸ 将所有的材料放入砂锅，以大火煮沸。

❹ 转小火煲 10 分钟左右，喝汤时只吃枸杞子、红枣。

食材百科

盐的制作与使用起源于中国，放盐不仅能增加菜肴的滋味，还能促进胃消化液的分泌，增进食欲，是调味品中使用最多的，号称"百味之王"。

药膳功效

本药膳能滋肾固精、益气补血、调节血糖，对于体虚、贫血、营养不良、高血糖有很好的补益作用。

山药内金黄鳝汤

材料:

【药材】山药 150 克，鸡内金 10 克。

【食材】黄鳝 1 条（约 100 克），生姜 3 片，盐、水各适量。

做法:

❶ 鸡内金、山药洗净，山药去皮，切块。

❷ 黄鳝剖开洗净，去除内脏，在沸水锅中稍煮，捞起，过冷水，刮去黏液，切成长段。

❸ 除盐外的材料放入砂煲，煮沸后改用小火煲 1 ~ 2 小时，加盐调味即可。

本草详解

鸡内金可治疗饮食积滞，并能健运脾胃，广泛用于米面、薯芋、肉食等各种食滞。症状较轻的，可单独研末服用；与山楂、麦芽、青皮等同用，可治积食胀满。

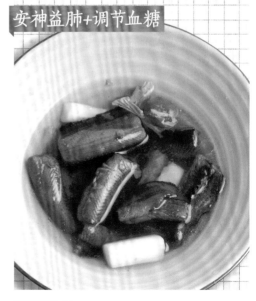

安神益肺+调节血糖

药膳功效

本药膳具有安神益肺、调节血糖等功效。山药能有效抑制血糖升高，帮助消化。

高血压、低血压

对症药材		对症食材	
杜仲	川芎	菠萝	绿豆
灵芝	枸杞子	芹菜	洋葱
刺五加	酸枣仁	蜂王浆	南瓜
灵芝		洋葱	

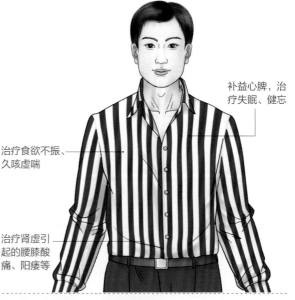

✿　人的心脏收缩和血液在血管壁中的流动构成血压，包括收缩压和舒张压两个指标。血压不正常的情况可分为高血压和低血压。

健康诊所

病因探究 高血压病是指在静息状态下动脉收缩压或舒张压增高，常伴有脂肪和糖代谢紊乱，以及心、脑、肾和视网膜等器官的疾病。低血压一般是由先天性因素、心血管疾病或身体虚弱引起的。

症状剖析 高血压病患者会有头痛、眩晕、耳鸣、失眠、肢体麻木等症状，会导致心脏病变、肾脏损伤、脑出血等。低血压患者突然站起时会感到头晕，眼前发黑、心慌，稍微休息后症状略有减轻，平时有头晕、乏力等症状。

本草药典

刺五加

性味 味甘、微苦，性温。
挑选 以质硬、断面黄白色、有特异香气者为佳。
禁忌 阴虚火旺者慎服。

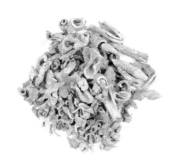

补益心脾，治疗失眠、健忘

治疗食欲不振、久咳虚喘

治疗肾虚引起的腰膝酸痛、阳痿等

饮食建议

宜
- 低血压患者宜选择高钠、高胆固醇的饮食，如动物脑、肝、蛋黄等。
- 高血压患者宜适量摄入蛋白质，多吃钾、钙含量丰富而钠含量低的食品。

忌
- 高血压患者需限制盐的摄入量。
- 低血压患者忌食生冷及寒凉、破气食物，忌食玉米等降血压食物。

保健小提示

- 低血压患者起床时，应该慢慢起床。不要从蹲着、坐着的姿势突然站起，应该先颈前屈到最大限度，再慢慢站起，10~15秒钟后再走动。平时可以穿弹性袜，辅助下肢血液回流。

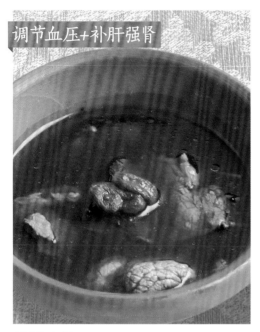

调节血压+补肝强肾

药膳功效

　　本药膳以调节血压、补肝强肾见长，适用于辅助治疗肾虚腰痛、腰膝无力、高血压等病症。

菊花枸杞子豆浆

材料：

　　【药材】枸杞子10克，菊花5克。

　　【食材】黄豆60克，水1200毫升，冰糖适量。

做法：

　　❶ 黄豆洗净，用水浸泡6~8小时；枸杞子洗净，用水泡发；菊花洗净。

　　❷ 将黄豆、枸杞子及菊花放入豆浆机，加入适量水。

　　❸ 启动豆浆机打成豆浆，加适量冰糖调味即可。

本草详解

　　菊花具有疏散风热、平抑肝阳、清肝明目、清热解毒的功效，适用于风热感冒、温病初起、肝阳眩晕、目赤昏花等症。优质的菊花类白色或黄色，不规则扭曲，内卷，边缘皱缩，有时可见腺点。

杜仲煮牛肉

材料：

　　【药材】杜仲20克，枸杞子15克。

　　【食材】牛肉500克，绍兴酒2小匙，鸡汤2杯，生姜片、葱段、盐、水各适量。

做法：

　　❶ 牛肉洗净，放在热水中稍烫一下，去除血水，切块备用。

　　❷ 将杜仲和枸杞子稍洗一下，然后和牛肉块一起放入锅中，加绍兴酒、生姜片、葱段、鸡汤及适量水。

　　❸ 开大火煮沸后，转小火将牛肉块煮至熟烂，起锅前加盐调味即可。

食材百科

　　生姜是日常食用的一种调味品或食用菜，也可作药用。在烹调鱼、肉类食物时，生姜就能去除腥味，使之美味无穷，满嘴留香。中医用姜，常强调无须去皮。

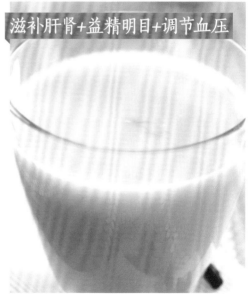

滋补肝肾+益精明目+调节血压

药膳功效

　　此豆浆具有滋补肝肾、益精明目、调节血压、增强免疫力的作用，适合作为高血压病患者的营养早餐。

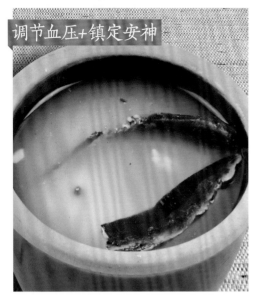

调节血压+镇定安神

药膳功效

本药膳能调节免疫功能，调节血糖、血脂和血压，还有镇定安神的作用。

玉米红枣瘦肉粥

材料：

【药材】枸杞子 30 克，红枣 10 颗，白扁豆适量。

【食材】玉米粒、猪瘦肉各 150 克，糯米 100 克，水适量。

做法：

❶ 红枣、枸杞子、白扁豆洗净，用水泡发 30 分钟，备用；猪瘦肉洗净，剁成肉末；糯米洗净，事先用水泡软。

❷ 起锅倒水，大火烧至水沸，放入糯米，煮沸后放猪瘦肉末和红枣。

❸ 再次沸腾后转小火，倒入玉米粒、白扁豆和枸杞子，煮沸后再煮半小时即可。

本草详解

白扁豆具有补脾止泻、消暑化湿、和中解毒等功效，适用于脾虚泄泻、湿浊带下、暑湿吐泻等症。优质的白扁豆表面呈淡黄白色或淡黄色，平滑，稍有光泽，有的可见棕褐色斑点。

米酒煮灵芝

材料：

【药材】灵芝 50 克。

【食材】米酒 1000 克，蜂蜜 20 毫升，水适量。

做法：

❶ 将灵芝洗净，切成片、晾干。将锅洗净，锅中加水放入灵芝片，以中火熬煮。

❷ 加入米酒，转小火慢慢熬煮，共煮至入味便可熄火。

❸ 冷却至 35℃以下时，放入蜂蜜，搅拌均匀即可。

食材百科

米酒具有提神解乏、解渴消暑、促进血液循环、增进食欲的功效。选购米酒以包装完好无损（真空包装）、米粒洁白、无黄斑为佳，注意生产日期和保质期。

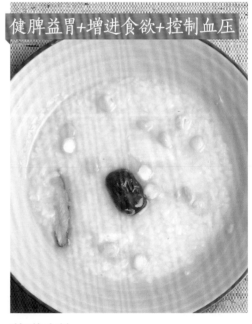

健脾益胃+增进食欲+控制血压

药膳功效

此粥不仅能排出体内毒素、促进胃肠蠕动、预防便秘，还能健脾益胃、增进食欲，控制血压升高，可作为高血压病患者的日常滋补粥品。

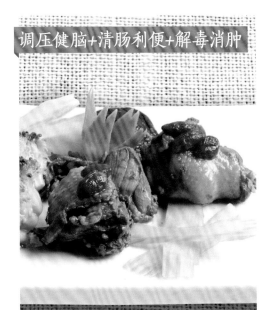

调压健脑+清肠利便+解毒消肿

药膳功效

西芹有调压健脑、清肠利便、解毒消肿等功效，还有镇静和抗惊厥的作用。西芹和性平、味甘的鸡肉搭配，能起到很好的滋补效果，能辅助治疗体虚引起的失眠多梦等症状。

天麻枸杞鱼头汤

材料：

【药材】天麻、当归、枸杞子各 10 克。

【食材】鲑鱼头 1 个，西蓝花 150 克，水 5 杯，盐适量。

做法：

❶ 鲑鱼头洗净；西蓝花洗净，切小朵；天麻用水浸透，软化后切薄片。

❷ 将当归、枸杞子以 5 杯水熬至剩 4 杯左右时，放入鲑鱼头煮至将熟。

❸ 将天麻片、西蓝花加入锅中煮熟，调入盐即可。

本草详解

天麻具有息风止痉、平抑肝阳、祛风通络等功效，适用于急慢惊风、抽搐拘挛、眩晕、头痛等症。

西芹多味鸡

材料：

【药材】红枣 2 颗、川芎、当归、枸杞子各 5 克。

【食材】鸡腿 100 克，西芹片、胡萝卜片各 10 克，生姜片、香菇各 5 克，米酒、绍兴酒、盐、西蓝花、水、食用油各适量。

做法：

❶ 将红枣、川芎、当归放入锅中，加水，大火煮沸后滤取药汁；香菇洗净，泡发；西蓝花洗净，切小朵备用。

❷ 鸡腿去骨，洗净，用棉线扎紧，入沸水锅煮沸后转小火焖煮 10 分钟。取出鸡腿，以药汁、米酒、绍兴酒拌匀备用。

❸ 热锅烧油，爆香生姜片，放入鸡腿炒 15 分钟，放入西芹片、胡萝卜片、香菇、西蓝花、枸杞子炒匀，加盐调味即可。

本草详解

川芎具有活血行气、祛风止痛等功效。优质的川芎个大饱满、质坚实、断面色黄白、油性大、香气浓。

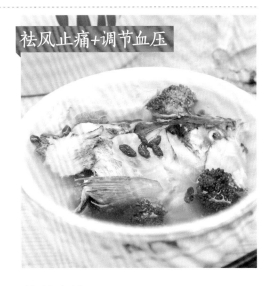

祛风止痛+调节血压

药膳功效

本药膳具有祛风止痛、调节血压的作用，对高血压病患者有益。

高脂血症

对症药材		对症食材	
玉竹	黄芪	绿豆	海带
枸杞子	沙棘	苜蓿芽	猴头菇
酸枣仁	大黄	紫菜	芹菜
黄芪		绿豆	

☀ 随着人们生活水平的提高，脂肪和胆固醇的摄入量过多，运动量减少，高脂血症已经成了中老年人群的多发病，严重影响了人们的身体健康。

健康诊所

病因探究 高脂血症是一种全身性疾病，脂肪代谢或运转异常使血浆中一种或多种脂质高于正常值。可以由遗传因素、肝脏代谢障碍或者肥胖等原因引起。

症状剖析 一般表现为头晕、神疲乏力、失眠健忘、肢体麻木、胸闷、心悸等，严重者会导致脂肪肝、动脉硬化、脑血栓、心肌梗死、眼底出血、高尿酸症、胰腺炎等多种并发症。

本草药典

大黄

性味 味苦，性寒。
挑选 以黄棕色、无星点、气清香者为佳。
禁忌 孕妇及月经期女性禁用。

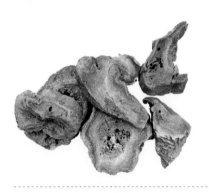

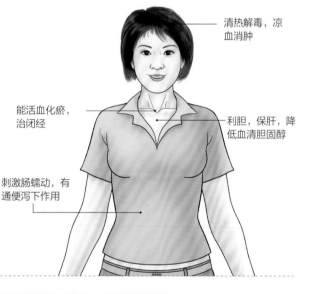

清热解毒，凉血消肿

能活血化瘀，治闭经

利胆，保肝，降低血清胆固醇

刺激肠蠕动，有通便泻下作用

饮食建议

宜
➡ 多食用含钾的食物，并注意增加钙的摄入量。
➡ 多吃新鲜蔬菜和水果，多饮水，多吃富含维生素、矿物质和膳食纤维的食物。

忌
➡ 减少糖类和甜食的摄入量，少吃蜂蜜、果汁、果酱、蜜饯等甜食。
➡ 要控制脂肪和胆固醇的摄入量，少吃盐。

保健小提示

➡ 高脂血症患者会时常有困倦感，但这时候不建议久坐或久卧，应该经常站起来走动或活动肢体，这样能促进血液循环，增加能量消耗、加快脂肪代谢，防止脂肪堆积。

玉竹西洋参茶

材料：

【药材】西洋参 3 片，玉竹 20 克。

【食材】蜂蜜 15 毫升，沸水 600 毫升。

做法：

❶ 将西洋参、玉竹洗净，沥干水分。

❷ 砂锅洗净，放入西洋参和玉竹，先将玉竹与西洋参用沸水冲泡 30 分钟，至药味完全泡出。

❸ 用滤网滤净残渣，待药汁温凉后，加入蜂蜜，搅拌均匀即可。

本草详解

西洋参具有补气养阴、清热生津的功效，适用于气虚阴亏、虚热烦倦、咳喘痰血等症。优质的西洋参外表皮呈灰棕色，切面类白色，可见暗棕色的形成层环，并散在多数红棕色树脂管、质硬。

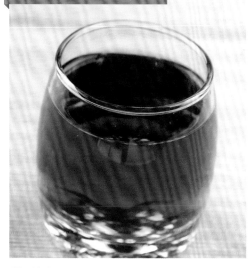

滋阴润燥+降脂降压

药膳功效

本药茶具有滋阴润燥、降脂降压的功效，对于各种血虚症及病后气血不足的患者均有益。

蒲黄蜜玉竹

材料：

【药材】鲜玉竹 500 克，蒲黄 6 克，枸杞子适量。

【食材】蜂蜜 50 毫升，白糖 10 克，食用油 6 毫升，水淀粉、沸水、葱段各适量。

做法：

❶ 鲜玉竹去须根，洗净，切段。

❷ 炒锅烧热，放入食用油、白糖炒糖色，加沸水和蜂蜜，放入玉竹段，大火煮沸后转小火焖熟，捞出玉竹段。

❸ 炒锅中加水淀粉勾芡，淋在玉竹段上，撒上蒲黄、葱段、枸杞子即可。

本草详解

蒲黄具有止血、化瘀、利尿的功效，适用于咯血、崩漏、外伤出血、经闭痛经、胸腹刺痛等症。优质的蒲黄色鲜黄，润滑感强，质纯净。

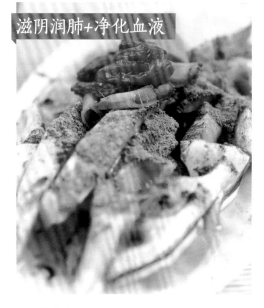

滋阴润肺+净化血液

药膳功效

玉竹和蒲黄都能降低血液中胆固醇和甘油三酯等的含量，能净化血液，二者结合效果更佳。

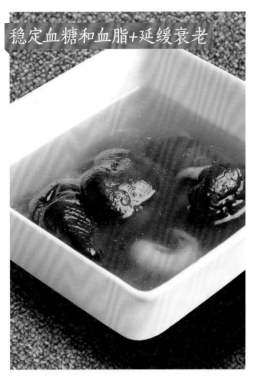

药膳功效

本药膳具有稳定血糖和血脂、延缓衰老，提高机体免疫能力的功效。

苦瓜菊花猪瘦肉汤

材料：

【药材】菊花 10 克。

【食材】猪瘦肉 400 克，苦瓜 200 克，盐 5 克，水适量。

做法：

❶ 猪瘦肉洗净，切块，汆水；苦瓜洗净，去瓤和白膜，切块；菊花洗净。

❷ 锅中注水，煮沸，放入猪瘦肉块、苦瓜块、菊花慢炖，1 小时后，加盐调味即可。

食材百科

中医认为，苦瓜具有除邪热、解劳乏、清心明目的功效。苦瓜味苦，性寒，不要一次吃过多，脾胃虚寒的人应慎食。在切好的苦瓜片上撒盐腌渍一会儿，然后将水滤掉，可减轻苦味。

猴头菇螺头汤

材料：

【药材】百合、桂圆肉各 20 克，山药粉 10 克，黄芪、玉竹、猴头菇各 5 克

【食材】猪瘦肉、排骨各 100 克，螺头 3 个，盐、水各适量

做法：

❶ 将猴头菇用水泡发，挤干水分，切块；猪瘦肉洗净，切片；排骨洗净，剁段；其他药材洗净，备用。

❷ 螺头加山药粉和水浸泡至软，剩下的药材浸泡一下，沥干水分，备用。

❸ 将备好的药材与猪瘦肉片、排骨块、螺头一起放入煲内，加水煮沸，转小火煲 2 小时，加盐调味即可。

食材百科

海螺去掉内脏部分，即为螺头，具有清热明目、利膈益胃的功效。在烹饪螺头前要用盐和醋搓洗并浸泡，烧煮 10 分钟以上，防止感染寄生虫。

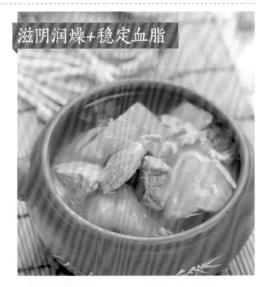

药膳功效

本药膳可滋阴润燥、稳定血脂、补虚养血，对消渴羸瘦、便秘、高脂血症等病有一定的食疗作用。

大黄绿豆汤

材料：

【药材】生大黄 3 克，山楂 18 克，车前子 9 克，黄芪 9 克。

【食材】绿豆 150 克，白糖、水各适量。

做法：

❶ 将药材分别洗净，沥干水分；绿豆洗净，用水泡发。

❷ 山楂、车前子、生大黄、黄芪加水煮沸，再转小火熬20分钟，滤取药汁。

❸ 在药汁中加入泡好的绿豆，放入电饭锅煮烂，最后加适量白糖即可。

本草详解

大黄具有清热泻火、凉血解毒、逐瘀通经等功效，适用于积滞便秘、热毒疮疡、湿热痢疾等症。优质的大黄表皮呈棕色、锦纹及星点明显，体重，质坚实，有油性，气清香。

清凉止血+解毒降脂

药膳功效

本药膳具有清凉止血、解毒降脂、保肝、降压、降低血液中胆固醇的作用。药膳中的绿豆还能起到排清体内毒素的作用。

玉竹蜜茶

材料：

【药材】鲜玉竹 250 克。

【食材】绿茶 10 克，白糖 100 克，蜂蜜 50 毫升，水适量。

做法：

❶ 将鲜玉竹去须根，洗净，切成小段。

❷ 锅中加水，煮沸后放入鲜玉竹煮烂，加白糖调匀。

❸ 在玉竹汤中加入绿茶及蜂蜜，搅匀同饮即可。

食材百科

绿茶具有解渴、利尿、振奋精神的功效。冲泡绿茶时应注意不宜太浓，一般按茶、水 1：50 的比例投茶，注入80℃的热水冲泡后，即可饮用。最好不要早晨空腹饮用绿茶，会抑制胃液的正常分泌，不利于消化。

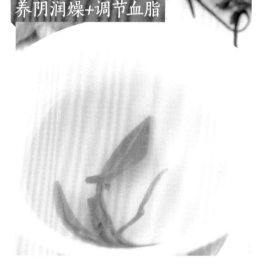

养阴润燥+调节血脂

药膳功效

此药茶能够养阴润燥、生津止渴、宁心安神，还能保肝利胆，调节血糖、血脂，对缓解和预防动脉粥样硬化有一定的辅助疗效。

贫血

☀ 把营养输送到身体各个器官，再把废物带出体外，这些都依赖于充足的血液，一旦出现贫血，新陈代谢就会受到影响。

对症药材		对症食材	
当归	何首乌	牛肉	猪肝
桂圆	阿胶	樱桃	菠菜
何首乌		羊肉	红枣
		菠菜	

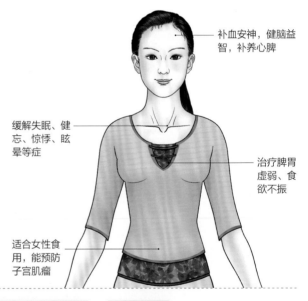

健康诊所

病因探究 中医将贫血归为"虚劳""血虚""亡血"的范畴，并认为其多与脾、肾不足有关。肾藏精，主骨生髓，为先天之本。脾统血，为气血生化之源、后天之本，"中焦受气取汁，变化而赤是谓血。"因此，补血要注意补脾益肾。

症状剖析 贫血最常见和最早出现的症状是软弱无力、疲乏、困倦，气急或呼吸困难，还有头晕、头痛、耳鸣、眼花、注意力不集中、嗜睡等，并伴有食欲减退、腹部胀气、恶心、便秘等。

本草药典

桂圆

性味 味甘，性平。
挑选 大小均匀、外表圆滑者佳。
禁忌 孕妇及上火发炎时不宜食用。

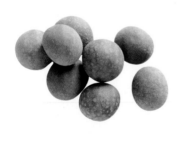

补血安神，健脑益智，补养心脾

缓解失眠、健忘、惊悸、眩晕等症

治疗脾胃虚弱、食欲不振

适合女性食用，能预防子宫肌瘤

饮食建议

宜
- ➔ 宜食用富含矿物质和维生素的食物，以及高热量、高蛋白的食物。
- ➔ 注意及时补充铁元素，缺铁性贫血者可多吃动物内脏、牛肉、蛋黄、大豆、菠菜、红枣、黑木耳等。

忌
- ➔ 补铁时，少吃含鞣酸丰富的绿叶蔬菜或柿子等，以免影响铁元素的吸收。

保健小提示

➔ 保证充足的睡眠时间是预防和治疗贫血的必要条件。人的造血器官在晚上11点之后开始工作，人此时应处于深度睡眠状态。所以，最好每天晚上10点前就寝。

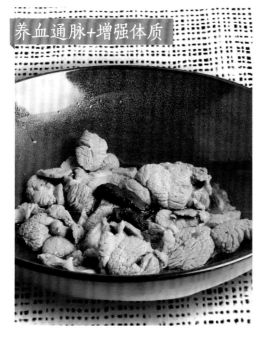

养血通脉+增强体质

药膳功效

本药膳具有养血通脉、增强体质的功效，女性服用可以改善体虚寒冷症状。

当归生地烧羊肉

材料：

【药材】当归、生地黄各15克。

【食材】羊肉500克，干姜10克，盐、白糖、绍兴酒、酱油、水各适量。

做法：

❶ 将羊肉用水冲洗，洗去血水，切块，放入砂锅中。

❷ 放入当归、生地黄、干姜、白糖、绍兴酒、酱油等材料。

❸ 加水至盖过材料，开大火煮沸，再转小火煮至熟烂，加盐调味即可。

食材百科

酱油是以豆饼、麸皮、黄豆等为原料，通过发酵，再经高温消毒制作而成的一种含多种成分的调味品。酱油可使食物的色泽更加好看，俗称"上色"，并能增加食物的香味，增进食欲。

阿胶牛肉汤

材料：

【药材】阿胶15克。

【食材】牛肉100克，米酒20毫升，生姜片10克，盐、香菜叶、水各适量。

做法：

❶ 将牛肉去筋，洗净，切片，与生姜片、米酒一起放入砂锅，加入适量水，大火煮沸后转小火煮30分钟左右。

❷ 加入阿胶及盐，溶解后搅拌均匀，放上洗净的香菜叶装饰即可。

本草详解

阿胶是驴皮经煎煮浓缩制成的固体，能调经安胎、补血止血，尤其适合女性在寒冷的冬季服用。阿胶为治血虚的主药，对血虚萎黄、眩晕、心悸、便血、崩漏、阴虚咳嗽、阴虚发热、失眠等都有效。

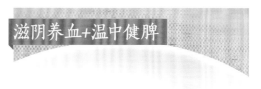

滋阴养血+温中健脾

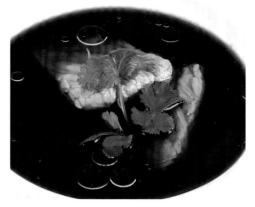

药膳功效

本药膳能滋阴养血、温中健脾，适用于月经不调、月经延期、头昏眼花、心悸不安者。

精神不济

大脑是人精神活动的中心，当脑力充沛时，人会精力旺盛、思维活跃；脑力不足时，人会反应迟钝、精神萎靡。

对症药材		对症食材	
枸杞子	蔓荆子	鱼肉	芹菜
薄荷	人参	柠檬	香菜
枸杞子		香菜	

健康诊所

病因探究 头昏嗜睡、精神不济的原因有很多，可能由低血压导致的脑供血不足，或者由贫血、营养不良引起；也可能由熬夜、缺乏休息，或者气虚型体质等原因引起。高脂血症和糖尿病也会引起头昏头晕的症状。

症状剖析 易发生在春夏季节，会感觉头脑不清醒，总觉得精力不够，不能长时间集中注意力，不能坚持长时间的工作。早晨起床总有睡不醒的感觉，可能还有疲劳乏力等症状。

本草药典

人参

性味 味甘、微苦，性微温。
挑选 香气特异，味微苦、甘者佳。
禁忌 无论是煎服还是炖服，忌用五金炊具。

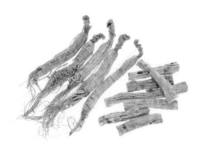

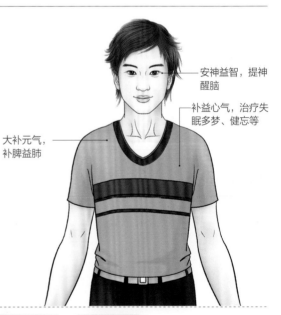

安神益智，提神醒脑

补益心气，治疗失眠多梦、健忘等

大补元气，补脾益肺

饮食建议

宜
- 用蛋白质来代替糖类和脂肪，会有意想不到的提神效果。
- 应多吃富含胶原蛋白和核酸的食物，以及碱性食物。
- 多吃富含维生素的食物。
- 应多食鱼肉，鱼肉中的不饱和脂肪酸能有效地改善大脑功能。

保健小提示

困倦时，可以适量运动，或吃酸味、辣味的东西，刺激味觉；或者听节奏感强的音乐，刺激听觉；用冷水洗手、洗脸，刺激皮肤。适当保持精神紧张，能刺激肾上腺素的分泌，也能赶走困倦。

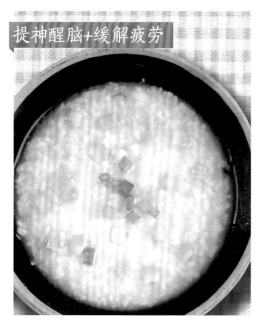

提神醒脑+缓解疲劳

玉米鲜鱼粥

材料：

【药材】枸杞子 15 克。

【食材】大米 100 克，鲑鱼 150 克，鸡胸肉 60 克，玉米粒 30 克，芹菜末 15 克，葱末、盐、水各适量。

做法：

❶ 枸杞子洗净，用水泡发；大米洗净，用水浸泡 1 小时，沥干水分，备用。

❷ 鲑鱼切小丁；鸡胸肉剁细后，用盐腌 10 分钟；玉米粒洗净备用。

❸ 锅中加水煮沸，放入大米，煮沸后转小火煮 1 小时，加入做法 ❷ 的材料和芹菜末、枸杞子，煮 7 分钟后撒上葱末，加盐调味即可。

药膳功效

本药膳具有缓解疲劳、提神醒脑、促进发育、预防心血管疾病、抗老化、平肝清热、祛风利湿及润肺止咳等功效。

食材百科

鸡肉富含蛋白质，且比较容易被消化吸收，可以增强机体的免疫力，对于糖尿病久病体虚的患者大有裨益。

参片莲子汤

材料：

【药材】莲子 40 克，人参片、合欢皮、红枣各 10 克。

【食材】冰糖 10 克，水适量。

做法：

❶ 红枣洗净，用水浸泡 30 分钟；莲子洗净，用水泡发。

❷ 莲子、红枣、人参片、合欢皮放入炖盅，加水至盖过材料，移入蒸笼，转中火蒸煮 1 小时。

❸ 加入冰糖（冰糖水亦可），继续蒸 20 分钟即可。

本草详解

合欢皮具有解郁安神、活血消肿等功效，适用于心神不宁、忧郁、烦躁失眠等症。优质的合欢皮质硬而脆，易折断，断面呈纤维性片状，淡黄棕色或黄白色。

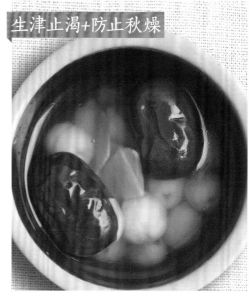

生津止渴+防止秋燥

药膳功效

莲子搭配人参食用，除了增强其益气的功效，还可生津止渴，特别适合秋季食用，能有效防止秋燥。

121

心悸气短

✳ 我们会常说"心慌"，在医学上称为"心悸"。心动过速或心律不齐时都会引起心悸，此时心肌供氧不足，常会伴有气促、气短。

对症药材		对症食材	
黄精	柏子仁	猪心	糯米
甘草	玉竹	莲藕	牛肉
黄芪	茯苓	鱼肉	鸡蛋
茯苓		莲藕	

健康诊所

病因探究 根据中医理论，心悸可分为心血不足、心气虚弱、阴虚火旺、痰火上扰、气滞血瘀五种类型。因此，要分清病因，对症治疗，在调理和饮食健康上也应有所不同。

症状剖析 心悸发生时，很多人无明显自觉症状，有些人则感觉心慌、气促及胸骨后疼痛。但常伴有其他自主神经功能紊乱现象，如头痛、失眠、健忘、眩晕、耳鸣、烦躁等现象并存。

本草药典

黄精

性味 味甘，性平。
挑选 形状呈姜形，有香味者佳。
禁忌 中寒泄泻、痰湿痞满气滞者忌服。

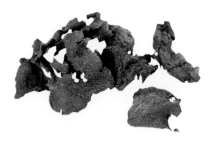

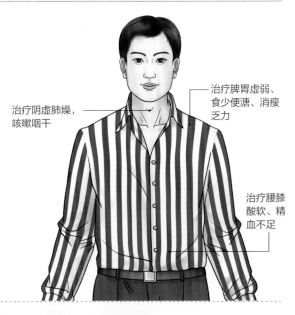

治疗阴虚肺燥，咳嗽咽干

治疗脾胃虚弱、食少便溏、消瘦乏力

治疗腰膝酸软、精血不足

饮食建议

宜
➡ 多食用富含维生素C的食物，如新鲜水果、蔬菜。
➡ 宜食用植物油，并吃脂肪含量较低的鱼类和贝类等蛋白质含量丰富的食物。

忌
➡ 少吃含有饱和脂肪酸和胆固醇高的食物，如肥肉、蛋黄、动物油、动物内脏等。
➡ 少吃或不吃蔗糖、葡萄糖等糖类食品。

保健小提示

➡ 气虚引起的心悸气短者平时适合做一些轻柔的运动项目，如太极拳、太极剑、瑜伽、慢跑等，不适合长跑、打篮球等消耗大量体力的运动。

安神宁心+养阴生津

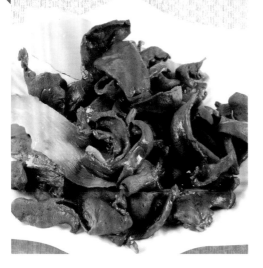

药膳功效

此药膳能安神宁心、养阴生津，辅助治疗冠心病，还具有除烦、止渴的功效。

茯苓枣仁宁心茶

材料：

【药材】茯苓、炒酸枣仁各 100 克，朱砂适量。

【食材】沸水适量。

做法：

❶ 将茯苓和炒酸枣仁碾压成末，混合均匀备用。

❷ 取 50 克药末，加入 1 克朱砂，装入纱布包，再放入保温杯中，冲入适量沸水，加盖闷 20 分钟，即可饮用。

❸ 在 1 日内饮完，失眠者可在睡前半小时冲泡饮用。

本草详解

茯苓味甘、淡，性平，归心、脾、肾经。主要功效为利水渗湿、健脾宁心，能治疗水肿、痰饮、脾虚泄泻，以及心悸、失眠等疾病。研究表明，茯苓还有护肝的作用，也能降低胃液分泌，对胃溃疡有一定的抑制作用。

玉竹炖猪心

材料：

【药材】玉竹 50 克。

【食材】猪心 500 克，生姜片、葱段、花椒、味精、白糖、香油、盐、卤汁、水各适量。

做法：

❶ 将玉竹洗净，用水稍润。将猪心剖开，洗净，与生姜片、葱段、花椒同置锅内，加适量水，用中火煮到猪心六成熟时捞出晾凉。

❷ 将猪心、玉竹放在卤汁锅内，用小火煮，熟后捞起，切片。

❸ 猪心片与玉竹片一起放入碗内，在锅内加适量卤汁，再放入盐、白糖、味精和香油加热成浓汁，均匀地淋入碗中即可。

食材百科

猪心具有滋养血液、养心安神的功效。

宁心安神+补气养血

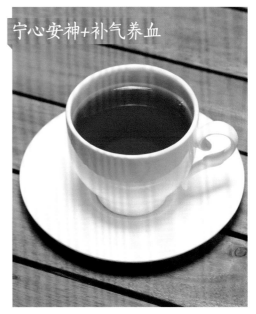

药膳功效

此药饮中的茯苓健脾宁心，炒酸枣仁能养心安神、敛汗，朱砂能镇静安神、清热解毒，三者合用对调节人体内分泌、补气养血、宁心安神、定惊非常有效。

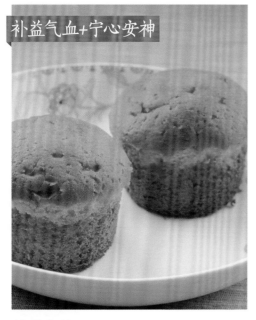

药膳功效

本药膳能补益气血、宁心安神、利尿消肿，有助于恢复体力。

黄芪甘草鱼汤

材料：

【药材】防风 5 克，甘草 5 克，白术 10 克，黄芪 9 克。

【食材】鲤鱼 250 克，盐、味精、淀粉、水各适量。

做法：

❶ 将鲤鱼洗净，切块，放少许淀粉，轻轻搅拌均匀，腌 20 分钟备用。药材洗净，沥干，备用。

❷ 锅置火上，倒入水，将防风、甘草、白术、黄芪放入煮沸后滤取药汁，放入鲤鱼块，用大火煮沸，再转小火续熬至味出，放适量盐、味精调味即可。

本草详解

防风味辛、甘，性微温而润，为"风药中之润剂"，是一味功效很独特的中药。它既能止泻又能通便，既能止血又能通经，还有解热、镇痛、抗炎等作用。防风以皮细而紧、中心色淡黄者为佳。

茯苓杏仁松糕

材料：

【药材】红枣 8 颗，茯苓 5 克，杏仁 10 克。

【食材】糯米、米酒、白糖、水各适量。

做法：

❶ 把糯米洗净，浸泡后磨成粉。按白糖∶米酒∶水量为 2∶3∶9 的比例将糯米粉揉成面团，在 30℃下发酵 8 小时。

❷ 将红枣洗净，去核，切成丝；茯苓用水煮熟；杏仁切碎，依次撒在面团上。

❸ 把和好的面团放在松糕框或蒸锅里，加盖蒸熟即可。

食材百科

白糖能润肺生津、补中益气、清热燥湿。白糖应具有纯正的甜味，无焦糖味、糖蜜味等异味。吃糖后应及时漱口或刷牙，以防龋齿的发生。

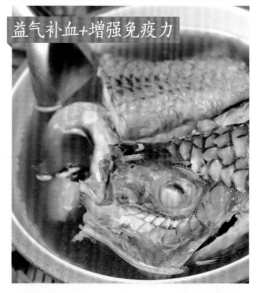

药膳功效

此汤具有益气补血的功效，适合平时虚弱无力、呼吸短促、畏寒怕风、体型瘦弱、容易感冒的人食用；此汤还有延缓衰老、增强免疫力的功效，老人可用来作为日常保健菜肴。

补气养血+安神补心

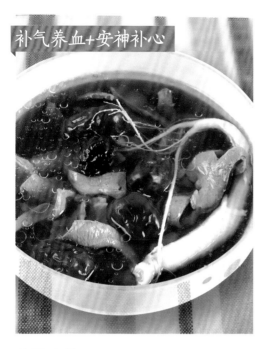

药膳功效

本药膳具有补气养血、安神补心的功效，对血虚引起的心悸怔忡、失眠多梦、少气懒言等症有辅助疗效。

松子仁雪花粥

材料：

【药材】松子仁 15 克，柏子仁 15 克，红枣（去核）6 颗。

【食材】糯米 150 克，鸡蛋 2 个，冰糖 2 大匙，水适量。

做法：

❶ 松子仁、红枣分别用水洗净；柏子仁用棉布袋包起；2 个鸡蛋取蛋清备用。

❷ 糯米洗净，泡水 2 小时后，和药材一起放入锅中，加水熬煮成粥状，取出棉布袋后，加入冰糖拌至溶化。

❸ 将打散的蛋清淋入，搅拌均匀即可。

本草详解

柏子仁能安神助眠，治疗失眠烦躁、心悸不安。其含有丰富的油脂，可润肠通便。柏子仁以粒饱满、黄白色、油性大而不泛油、无皮壳杂质者为佳。

桂圆煲猪心

材料：

【药材】桂圆肉 35 克，党参 10 克，红枣 10 颗，黑枣 5 颗。

【食材】猪心 1 个，生姜片 15 克，盐、水各适量。

做法：

❶ 猪心洗净，去肥油，切小片；红枣、黑枣洗净，去核；党参洗净，切段备用。

❷ 净锅上火，放入适量水，待水沸放入猪心片汆烫去除血水，捞出沥干水分。

❸ 砂锅上火，加入 2000 毫升水，将猪心片及所有药材和生姜片放入锅内，大火煮沸后改用小火煲约 2 小时，最后加盐调味即可。

本草详解

新鲜的桂圆汁多甜蜜，美味可口。鲜桂圆烘成干果后即成中药中的桂圆。桂圆营养丰富，有补血安神、健脑益智、补养心脾的功效，"久服，强魄聪明，轻身不老"。但孕妇食用会引起流产或早产，故孕妇忌食。

安心宁神+养心养血

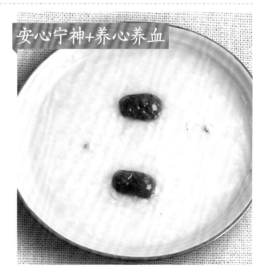

药膳功效

本药膳有很好的安心宁神、养心养血的功效，其中的松子仁除了有补益气虚、安神益智的作用，还因其含有丰富的油脂而具有润滑肠道、帮助排便的功效。

精神紧张

长时间的脑力劳动会消耗我们的精力，压力过大也会使我们的大脑处于一种过劳的状态，因此对于脑力工作者补脑安神是必不可少的。

对症药材		对症食材	
西洋参	莲子	无花果	鸡蛋
枸杞子	茯苓	金针菇	甲鱼
百合	核桃仁	小白菜	香蕉
百合		金针菇	

健康诊所

病因探究 精神紧张可能由工作过于单调枯燥、工作时间过长、工作压力过大引起。精神紧张是身体"战备状态"的反应，是环境中的刺激所引起的人体的一种非特异性应激反应。

症状剖析 表现为心理紧张，精神不佳，状态萎靡，内心沉重，甚至痛苦不堪。另外，失眠、头痛、心情沮丧也是精神紧张的常见症状。

本草药典

茯苓

性味 味甘、淡，性平。
挑选 鲜品质细，嚼之黏牙，香气浓者佳。
禁忌 阴虚无湿热、气虚者慎服。

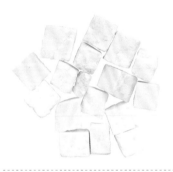

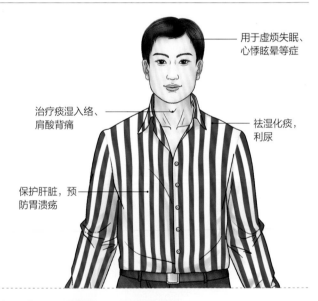

用于虚烦失眠、心悸眩晕等症

治疗痰湿入络、肩酸背痛

祛湿化痰，利尿

保护肝脏，预防胃溃疡

饮食建议

宜
- 摄入脂肪、钙、维生素C、蛋白质、维生素A、维生素E等，促进生长发育。
- 豆芽、鱼虾类、海藻类、蜂蜜、豆类等，都是非常好的健脑食品。
- 多吃鱼头、猪肝、猪脑、猪瘦肉、牛肉、鸡肉、鸭肉、骨髓、海参等健脑的食物。

忌
- 不宜饮用浓茶、咖啡、可乐等刺激大脑，使神经兴奋的饮料。

保健小提示

睡前热水泡脚，能促使全身血管扩张，使人产生睡意，缩短入睡时间。此外，晚上不宜饥饿时入眠，可以在上床前吃一片面包、喝一小杯牛奶，其中的色氨酸类物质有助于产生睡意。

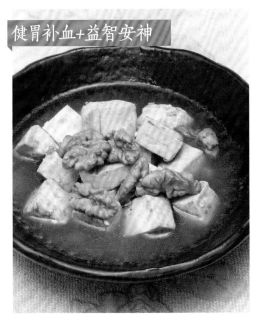

健胃补血+益智安神

药膳功效

本药膳具有健胃补血、益智安神的功效，对癫痫、精神性疾病有一定的食疗作用。

兔肉百合枸杞汤

材料：

【药材】百合 130 克，枸杞子 50 克。

【食材】兔肉 60 克，盐、水各适量。

做法：

❶ 将兔肉洗净，切成小块；百合洗净，剪去黑边；枸杞子洗净，用水泡发。

❷ 锅中加水煮沸，下兔肉块，汆烫后去除血水，去浮沫后捞出。

❸ 另取锅倒入适量水，再加入兔肉块，用中火煮沸后倒入百合、枸杞子，再煮 5 分钟，加盐调味即成。

食材百科

兔肉可补中益气、凉血解毒，适用于久病体虚、气短乏力、食欲不振者。兔肉适合炒、烤、焖等烹调方法，可红烧、粉蒸、炖汤食用。孕妇及经期女性、有明显阳虚症状者、脾胃虚寒者不宜食用。

核桃豆腐汤

材料：

【药材】核桃仁 100 克。

【食材】豆腐 1 块，高汤、酱油、食用油、香油、水淀粉各适量。

做法：

❶ 热锅烧油，将核桃仁放入，用小火慢炒，炒熟后备用。

❷ 豆腐切块，用温盐水浸泡些时间（可使豆腐滑嫩且不易煮烂），放入高汤内炖煮20分钟，加酱油后，再煮5分钟。

❸ 放入核桃仁，加水淀粉勾芡后即可起锅，上桌前滴几滴香油。

本草详解

核桃仁含有磷脂，对脑神经有良好的保健作用；核桃仁含有锌、锰、铬等人体不可缺少的微量元素，有促进葡萄糖利用、胆固醇代谢和保护心血管的功效。平时嚼些核桃仁，有缓解疲劳的作用。

养肝明目+清心安神

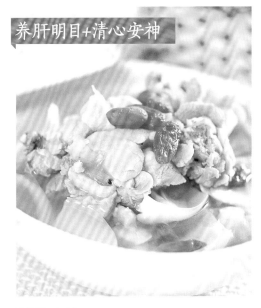

药膳功效

本药膳能补虚滋阴，预防心脑血管疾病。枸杞子、百合药食两用，能养肝明目、清心安神。

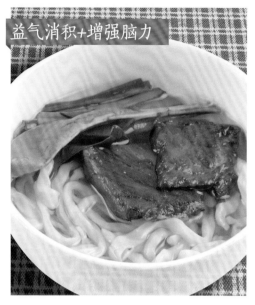

益气消积+增强脑力

药膳功效

本药膳具有增强脑力、益气、利尿、消积、促进胃肠蠕动的功效。茯苓可通利肠道、健脾和胃、宁心安神，搭配具有浓郁芳香的栀子，可以行气醒脑，使紧张的大脑得到放松。

红枣当归炖鸡肉

材料：

【药材】红枣 2 颗，当归 2 克，枸杞子适量。

【食材】鸡肉 100 克，猕猴桃 80 克，米酒、酱油、油各适量。

做法：

❶ 红枣、当归、枸杞子洗净后放入碗中，倒入米酒，浸泡 3 小时左右。

❷ 鸡肉洗净，切块，用酱油抹匀，放置 5 分钟，入油锅炸至两面呈金黄色盛出。

❸ 鸡肉块放入汤锅，倒入泡有红枣、当归、枸杞子的米酒，转中火煮 15 分钟，取出装盘；猕猴桃洗净，削皮，切片，装盘即可食用。

食材百科

猕猴桃味甘、酸，性寒，食用后可预防血栓形成。猕猴桃榨汁后，加蜂蜜饮用可辅助治疗消化不良。

补脑益智家常面

材料：

【药材】茯苓 10 克，栀子 5 克，牛蒡 100 克。

【食材】家常面 90 克，猪里脊肉片 60 克，胡萝卜、菠菜各 100 克，香菇、芹菜各 75 克，盐、水各适量。

做法：

❶ 将牛蒡、胡萝卜、香菇洗净，切块；芹菜、菠菜洗净，切段；茯苓、栀子洗净，备用。

❷ 将胡萝卜块、香菇块、芹菜段、茯苓、栀子、牛蒡块等放入锅中，加入适量水，以大火煮沸，再转小火续煮 30 分钟，即成药膳高汤。

❸ 高汤入锅，加入菠菜段和猪里脊肉片，煮沸后放入家常面煮熟，加盐调味即可。

本草详解

栀子能保护肝脏，有明显的收缩胆囊的功效，不仅有解热镇痛和镇静作用，还能加速软组织的愈合。

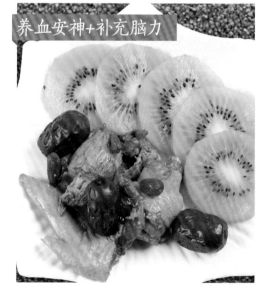

养血安神+补充脑力

药膳功效

本药膳可以养血安神，帮助脑力工作者补充脑力，帮助工作紧张的都市人缓解压力、舒缓紧张的情绪。

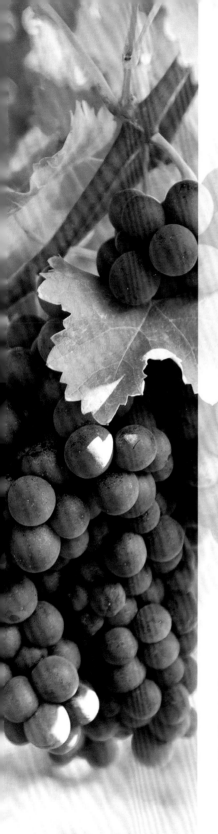

第七章

美容养颜篇

中医中有很多美容养颜的方法，如中药、药膳、针灸、推拿等。其中，药膳是最常见的，将具有美容养颜功效的药材和食材根据其性质合理搭配，以起到良好的美容效果。本章针对皮肤干燥、皱纹、长斑长痘、脱发白发等问题，选择对症药材，搭配健康蔬果，制成营养又美味的食疗药膳，适合爱美人士经常食用。

药材、食材推荐

防风
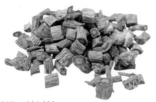
[功效] 祛风胜湿，抗过敏。
[挑选] 以条粗壮、断面皮部色浅棕、木部色浅黄者为佳。
[禁忌] 阴血亏虚、热病动风者忌用。

芦荟
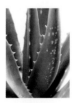
[功效] 泻下通便，抑菌消毒。
[挑选] 以叶子粉绿色、基部宽阔、先端渐尖、布有白色斑点、叶周有菜刺状小齿者为佳。
[禁忌] 脾胃虚弱、食少便溏者及孕妇忌用。

葛根
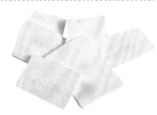
[功效] 解肌退热，生津祛疹。
[挑选] 以质硬而重，色白、粉性足、纤维性少者佳。
[禁忌] 夏日表虚汗多者忌用。

山药
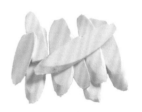
[功效] 益气养阴，补脾肺肾。
[挑选] 以须毛多、质细腻、肉洁白者为佳。
[禁忌] 胸腹胀满、大便干燥、便秘者慎用。

黄芪
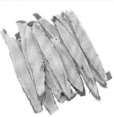
[功效] 补气健脾，促进代谢。
[挑选] 以根条粗长、皱纹少、质坚硬、粉性足、味甜者为佳。
[禁忌] 感冒者、月经期女性忌用。

桑葚
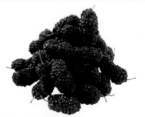
[功效] 补血滋阴，生津润燥。
[挑选] 以个大饱满、成熟后呈红色至暗紫色、味微酸而甜者为佳。
[禁忌] 脾虚便溏者不宜吃。

白芷
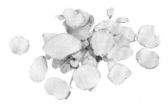
[功效] 活血排脓，除痛止痒。
[挑选] 以外表棕黄色、质脆、断面淡黄色、散有棕色油点、气芳香、味辣而苦者为佳。
[禁忌] 阴虚血热者忌用。

白术
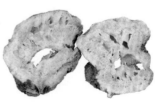
[功效] 美白养颜，健脾益气。
[挑选] 以根茎粗大、无空心、断面黄白色、干燥者为佳。
[禁忌] 胃胀腹胀者忌用。

葡萄

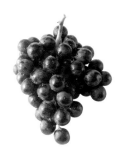

[功效] 养血强心，养颜美容。
[挑选] 应选择色泽鲜艳、颗粒均匀且密实，表面有白粉者。
[禁忌] 不可过多食用。

白及

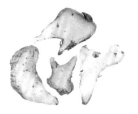

[功效] 化痰散结，生肌敛疮。
[挑选] 以个大、饱满、色白、半透明、质坚实者为佳。
[禁忌] 不宜与乌头类药材（如附子、草乌、川乌）同用。

猪蹄

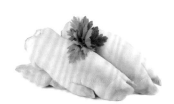

[功效] 补气血，润肌肤。
[挑选] 以色泽红润、无异味、有弹性的猪蹄品质为佳。
[禁忌] 脾胃虚弱者，肝病、动脉硬化者应少食。

何首乌

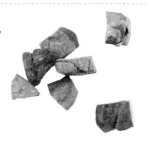

[功效] 养血滋阴，生发养发。
[挑选] 以体重、质坚实、粉性足者为佳。
[禁忌] 大便溏泄及有湿痰者不宜用。

番茄

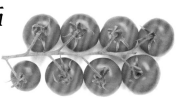

[功效] 凉血平肝，养血美白。
[挑选] 以果蒂圆润、颜色粉红、浑圆、表皮有白色细密小点者为佳。
[禁忌] 不宜空腹食用。

草莓

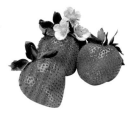

[功效] 润肺生津，滋润肌肤。
[挑选] 以色泽鲜亮、有光泽，结实、手感较硬，个头适中，不畸形者为佳。
[禁忌] 不宜与黄瓜同食，胃肠功能不佳者不宜多吃。

燕麦

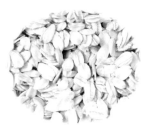

[功效] 益肝和胃，清脂减肥。
[挑选] 以颗粒饱满完整、干燥、无破碎粉末、有麦香味者为佳。
[禁忌] 不可过多食用。

黄豆

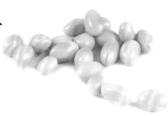

[功效] 益血补虚，美发护肤。
[挑选] 以颗粒饱满、油性足、表皮光滑、干燥、无虫蛀、无异味者佳。
[禁忌] 不可过多食用。

皮肤干燥

干燥的空气和营养缺乏都会造成皮肤干燥，多吃一些滋阴的食物能够保证皮肤水分，同时保持皮肤的弹性。

对症药材		对症食材	
芦荟	玉竹	番茄	银耳
白芍	当归	胡萝卜	西蓝花
白果	红枣	牛奶	雪梨
白芍		雪梨	

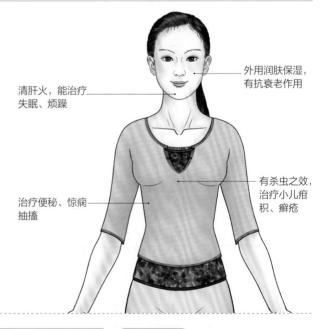

健康诊所

病因探究 皮肤干燥是指因皮肤缺乏水分而出现不适的现象。年龄增长、气候变化、睡眠不足、过度疲劳、洗澡水过热等都可能导致皮肤干燥，营养不良、脂肪摄入过少或血虚也会引起皮肤干燥。

症状剖析 多发生在春秋风大气候干燥的时候。皮肤表层变得更粗糙，手背、脚跟、脚腕处会干裂、发痒、起皮屑。面部起红斑，并伴随口、鼻四周皮肤脱落，刺痒难受。

本草药典

芦荟

性味 味苦，性寒。

挑选 以叶子粉绿色、基部宽阔、先端渐尖、布有白色斑点、叶周有菜刺状小齿者为佳。

禁忌 脾胃虚弱、食少便溏者及孕妇忌用。

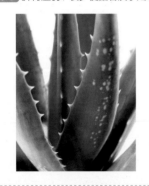

清肝火，能治疗失眠、烦躁

外用润肤保湿，有抗衰老作用

有杀虫之效，治疗小儿疳积、癣疮

治疗便秘、惊痫抽搐

饮食建议

宜
- 平时多喝水，补充身体水分，皮肤细胞才不会缺水。
- 多吃新鲜蔬果，其中的维生素C能保持皮肤的弹性。
- 多吃含有胶原蛋白和维生素E的食物，帮助受损的皮肤修复再生。

保健小提示

空气干燥时，可以随身携带保湿喷雾，以便脸部干燥时使用。每周可以敷一次保湿面膜，可以选择芦荟、牛奶等自制面膜。同时，避免熬夜，注意休息，也能很好地改善皮肤干燥。

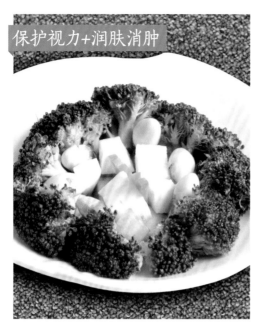

干贝炒西蓝花

材料:

【药材】白果 4.5 克。

【食材】西蓝花 300 克,新鲜干贝 18 克,胡萝卜片、豆腐块、葱末、生姜末、蒜末、盐、白糖、胡椒粉、料酒与高汤、淀粉各适量。

做法:

❶ 将西蓝花、新鲜干贝及白果以水洗净(不需泡水),西蓝花切小朵。

❷ 将西蓝花入水氽烫熟后捞出备用,把葱末、生姜末、蒜末下油锅爆香。

❸ 加入新鲜干贝、白果、胡萝卜片、豆腐块一起炒,加入高汤煮沸,再倒入料酒与淀粉调成的汁,加盐、白糖调味后起锅,淋在作为盘边缀饰的西蓝花上,均匀地撒上胡椒粉即可。

药膳功效

西蓝花和白果合用,对改善因疲劳造成的肤质黯淡无光泽、保护视力等都有帮助,还可以润肤消肿,适合爱美的人食用。

食材百科

西蓝花富含多种维生素、蛋白质及矿物质等,有明目、利尿的功效。

洛神水果沙拉

材料:

【药材】洛神花 10 克。

【食材】草莓、猕猴桃各 70 克,香瓜 80 克,酸奶 1 大匙,沙拉酱 2/3 大匙,水适量。

做法:

❶ 洛神花洗净,加水一起熬煮至水剩下约 50 毫升时,熄火待凉,取 20 毫升汤汁和酸奶、沙拉酱拌匀为调味酱。

❷ 将草莓去蒂,洗净,切块;猕猴桃去皮,切块;香瓜去皮,去瓤,切块。

❸ 将做法 ❷ 的材料摆在盘中,淋上调味酱即可。

本草详解

洛神花含有营养丰富的天然果酸、花青素、维生素 C 和多种矿物质。洛神花除制作沙拉外,还可以泡茶饮用,对肠道和子宫有缓解痉挛的功效。

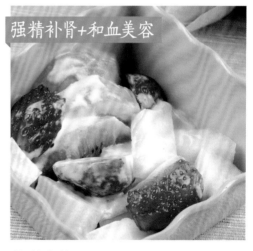

药膳功效

本药膳可强精补肾、和血美容。各种水果含有丰富的维生素 C、维生素 A 及矿物质,还含有大量水分和膳食纤维,可促进健康、增强免疫力。其中的维生素 C 能够促进胶原蛋白的生成,保持皮肤的弹性和水分。

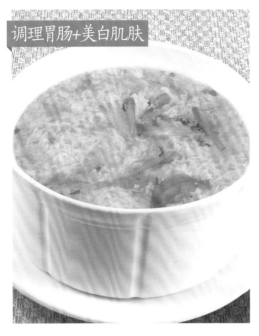

调理胃肠+美白肌肤

药膳功效

此汤可以清热降火、去除体内油脂、调理胃肠，还可以美白肌肤，使肤质变好，并消除皮肤的深色素堆积，让皮肤更加光滑白嫩。

芦荟番茄汤

材料：

【药材】芦荟叶肉 100 克。

【食材】番茄 2 个，鸡蛋 1 个，香菜 2 根，淀粉、葱丝、生姜丝、盐、食用油、水各少许。

做法：

❶ 将番茄洗净，切片；芦荟叶肉切丝；1 个鸡蛋搅散成蛋液；香菜洗净，切段。

❷ 锅置火上，倒入食用油加热后，放入生姜丝、葱丝煸香，放入芦荟丝、番茄片翻炒。

❸ 倒入适量水，水沸后加入淀粉，倒入鸡蛋液，搅拌均匀后加盐调味，放入香菜段即可。

食材百科

番茄生吃可以补充维生素 C，熟吃能够补充番茄红素，有防癌功效。购买时要选择表面呈淡粉色、有非常细密小白点的，而不要买亮红亮红的。另外，平顶的番茄比带尖的更甜，口感更细腻。

枳实金针河粉

材料：

【药材】枳实、厚朴各 10 克。

【食材】金针菇 45 克，金针菜、黄豆芽各 5 克，胡萝卜丝 15 克，河粉 90 克，盐 1 小匙，香菇片、水各适量。

做法：

❶ 枳实、厚朴洗净，煎取药汁；河粉煮熟。

❷ 河粉、药汁放锅内煮沸，加洗净的黄豆芽、金针菇、金针菜、胡萝卜丝、香菇片煮熟，加盐调味即可。

本草详解

枳实具有破气消积、化痰除痞的功效，适用于胃肠积滞、湿热泻痢、胸痹、结胸、气滞胸胁疼痛等症。以外果皮绿褐色、果肉厚、色白、瓤小、质坚实、香气浓者为佳。

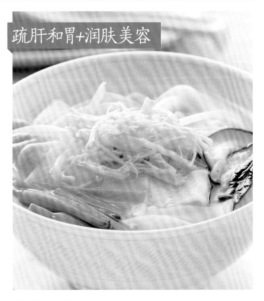

疏肝和胃+润肤美容

药膳功效

本药膳具有疏肝和胃、润肤美容、排毒消胀、消积通便等功效。

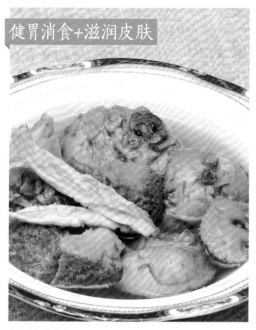

药膳功效

　　本药膳有健胃消食、滋润皮肤的功效，对辅助治疗皮肤干燥、粗糙有明显效果；还能提高人体免疫力，对消化道肿瘤患者大有裨益，是宜药宜膳的理想菜品。

猴头菇鸡汤

材料：

　　【药材】黄芪 50 克，猴头菇 250 克。

　　【食材】鸡 1 只，生姜片、盐、香油、水各适量。

做法：

　　❶ 将鸡洗净，剁成约 3 厘米见方的小块。

　　❷ 将鸡肉块入沸水中略烫，捞出，用温水洗净；猴头菇摘去根，泡发，洗净，切块。

　　❸ 锅内注入适量水，放入鸡肉块、黄芪、生姜片，煮沸后捞去浮沫，改用小火煮约 1 小时，再加入猴头菇块续煮 30 分钟，滴入香油拌匀，加盐调味即可。

本草详解

　　猴头菇菌肉鲜嫩，香醇可口，含有丰富的蛋白质和不饱和脂肪，不仅能治疗胃溃扬等疾病，还能润肠通便，有效排出体内毒素，从而达到滋养肌肤的作用。优质的猴头菇表面呈浅黄色或浅褐色，基部狭窄或有短柄。

醪糟红枣蛋

材料：

　　【药材】枸杞子 5 克，红枣 4 颗。

　　【食材】鸡蛋 2 个，醪糟、白糖各 10 克，水 2 杯。

做法：

　　❶ 鸡蛋连壳放入沸水煮熟，剥去外壳；红枣、枸杞子洗净，泡发，备用。

　　❷ 红枣、枸杞子放入锅中，加入 2 杯水，煮至还剩 1 杯。

　　❸ 加入醪糟、白糖及 2 个鸡蛋，搅拌均匀后，即可熄火起锅。

食材百科

　　鸡蛋能益精补气、润肺利咽、清热解毒，还具有护肤美肤的作用，有助于延缓衰老。做炒鸡蛋时，将鸡蛋顺一个方向搅打，并加入少量水，可使鸡蛋更加鲜嫩。

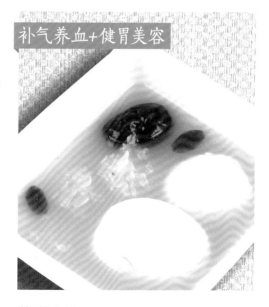

药膳功效

　　本药膳具有安神、补气养血、健胃美容和增强人体免疫力的功效。

皱纹

对症药材		对症食材	
黄芪	三七	猪蹄	燕窝
红枣	白及	丝瓜	黄瓜
人参	薏苡仁	银耳	蛋清

薏苡仁 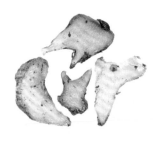 黄瓜

✿ 随着年龄的增长，我们的皮肤都会逐渐变得松弛，长出皱纹，这是岁月留下的痕迹。

病因探究 随着年龄的增加，肌肤细胞与细胞之间的纤维也逐渐退化，令皮肤失去弹性，皮下脂肪流失，皮肤失去支持而变得松垂。到我们25岁时，皮肤就开始进入衰老期。

症状剖析 皱纹的出现一般都是从眼角、眼袋开始的，之后在脖子上出现细纹，再发展到额头、鬓角、嘴角。面部皮肤松弛，一些表情纹开始慢慢变成固定的皱纹，干燥也会和皱纹一起出现。

本草药典

白及

性味 味苦、甘、涩，性寒。

挑选 以个大、饱满、色白、半透明、质坚实者为佳。

禁忌 不宜与乌头类药材（如附子、川乌、草乌子）同用。

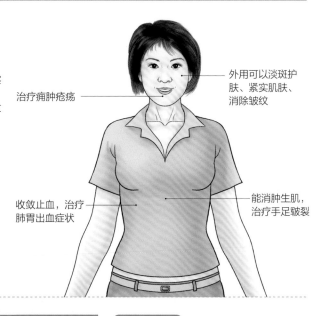

治疗痈肿疮疡

外用可以淡斑护肤、紧实肌肤、消除皱纹

收敛止血，治疗肺胃出血症状

能消肿生肌，治疗手足皲裂

饮食建议

宜
- ➔ 适宜多吃富含胶原蛋白的食物，如猪蹄、肉皮、肉汤、鱼皮等。
- ➔ 宜吃一些含蛋白和具有抗氧化作用的果蔬，如豆腐、鱼类、西蓝花、卷心菜、海带等。

忌
- ➔ 不宜吃腌制、烧烤等食品，忌抽烟喝酒。
- ➔ 不可食用霉变和含有过氧脂质的食物。

保健小提示

➔ 按摩消除眼角皱纹和眼袋的方法是：闭眼，双手手指轻轻按在双眼两侧，接着把皮肤和肌肉朝太阳穴方向轻轻拉伸，直到眼睛有紧绷感，重复数次。用食指和中指从眼角两侧向斜上方轻推眼侧皮肤，可去除眼角皱纹。

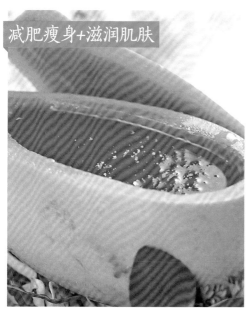

减肥瘦身+滋润肌肤

药膳功效

本药膳能促进体内血液和水分的新陈代谢，还可以帮助排便、减轻体重，是很好的减肥瘦身、滋润肌肤的美容食品。

木瓜冰糖炖燕窝

材料：

【药材】燕窝 100 克。

【食材】木瓜 2 个，冰糖、水各适量。

做法：

❶ 木瓜切开，去皮、瓤，做成盅，洗净备用；燕窝用水泡发，备用。

❷ 将燕窝放入木瓜中，锅中放水煮沸，将木瓜放入锅中，以小火隔水蒸 30 分钟。

❸ 起锅后调入冰糖盛起（或冰糖水）即可。

本草详解

燕窝是金丝燕分泌出来的唾液形成的，有增强抵抗力、抗过敏、滋阴润肺、补虚养胃的功效。品质好的燕窝，色泽通透，呈微黄色，有光泽，细密呈丝状。泡发时要挑去其中的茸毛等杂质。

滋养灵芝鸡

材料：

【药材】灵芝 27 克，红枣 10 颗。

【食材】香菇 10 朵，鸡半只，盐、水各适量。

做法：

❶ 将香菇、红枣、灵芝洗净，香菇用水泡发。

❷ 鸡剁块，洗净，在沸水中氽烫一下，去除血水。

❸ 将除盐外的材料放入锅中，大火煮沸，然后用中火煮至鸡肉块熟烂，加盐调味即可。

食材百科

香菇具有化痰理气、益胃和中、透疹解毒的功效，对食欲不振、身体虚弱、小便失禁、大便秘结、形体肥胖、肿瘤疮疡等病症有食疗功效。

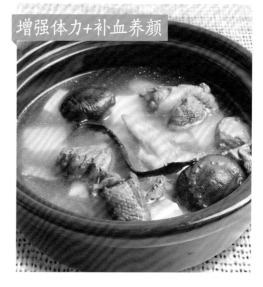

增强体力+补血养颜

药膳功效

此药膳结合灵芝和红枣的精华，是滋补身体的佳品，适合想要增强体力、提高免疫力的人食用。此菜还能补血养颜、延缓肌肤老化、抑制皱纹生成。

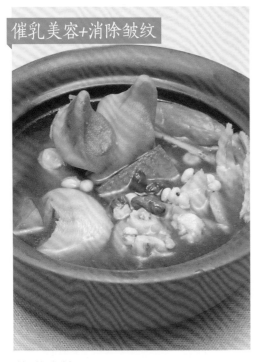

美肤猪蹄汤

材料:

【药材】人参须、黄芪、麦冬各 10 克, 薏苡仁 50 克。

【食材】猪蹄 200 克, 胡萝卜 100 克, 生姜 3 片, 盐、水各适量。

做法:

❶ 药材分别洗净, 将人参须、黄芪、麦冬放入棉布袋中, 薏苡仁泡水 30 分钟, 放入大锅中备用; 猪蹄洗净, 剁成块, 氽烫后备用。

❷ 胡萝卜洗净, 切块, 与猪蹄块一起放入含薏苡仁的锅中, 再加棉布袋、生姜片、适量水。

❸ 用大火煮沸后转小火, 煮约 30 分钟后将棉布袋捞出, 继续熬煮至猪蹄块熟透, 加入盐调味即可。

食材百科

猪蹄含有大量胶原蛋白, 经常食用可有效预防肌肤营养障碍。此外, 炖汤食用还具有催乳作用。

药膳功效

本药膳能补充蛋白质, 促进皮肤中胶原蛋白的合成和修复, 保持皮肤弹性, 消除皱纹, 还有一定的催乳美容作用。

银耳雪梨汤

材料:

【药材】川贝母适量。

【食材】干银耳 10 克, 雪梨 1 个, 冰糖 15 克, 水适量。

做法:

❶ 将干银耳用水泡发 30 分钟, 随后清洗, 去渣; 雪梨洗净, 去核, 用刀切成小块, 盛于碗中; 川贝母洗净, 备用。

❷ 砂锅洗净置于火上, 加适量水, 煮沸后加入雪梨块、川贝母、银耳。

❸ 煮沸后转小火, 慢熬至汤稠, 起锅前, 加冰糖煮至溶化即可。

食材百科

雪梨有降血压、清肺止咳和利尿通便的功效。皮薄, 无虫蛀、破皮、疤痕和色变, 形状饱满, 大小适中, 不畸形者为佳。

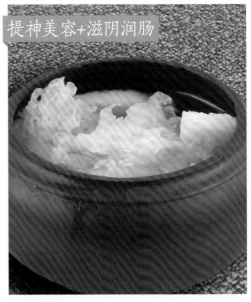

药膳功效

此汤有提神美容、滋阴润肠、安眠健胃的功效, 适宜晚上食用。

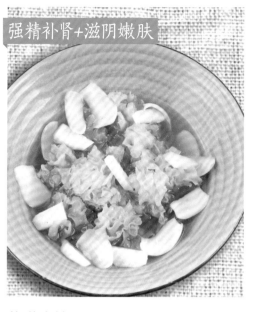

药膳功效

本药膳具有补脾健胃、强精补肾、滋阴嫩肤、延缓衰老等功效。

银耳山药羹

材料：

【药材】山药 200 克，百合适量。

【食材】干银耳 100 克，水 3 杯，蜂蜜适量，水淀粉 1 大匙。

做法：

❶ 山药去皮，洗净，切薄片；干银耳洗净，用水泡软；百合洗净备用。

❷ 山药片、银耳、百合放入锅中，倒入水煮沸，转小火煮 15 分钟至熟透。

❸ 加入蜂蜜调味，用水淀粉勾薄芡，搅拌均匀即可。

食材百科

蜂蜜性平，能润肠通便、润肺止咳，多用于肠燥便秘、肺燥咳嗽。蜂蜜是弱酸性的液体，能与铅、锌、铁等金属起化学反应，因此，蜂蜜加工、贮存过程中禁用铁器。

红豆薏苡仁布丁

材料：

【药材】薏苡仁 150 克。

【食材】红豆 150 克，红豆沙、琼脂、白糖、水各适量。

做法：

❶ 红豆、薏苡仁洗净，用水浸泡 20 分钟后，加适量水煮至软烂，加白糖调味后，倒入果汁机中打匀。

❷ 将打匀的红豆、薏苡仁放入锅中，加切细的琼脂一起煮，直到琼脂完全溶化。

❸ 倒入布丁模型，放入冰箱，凝固后倒入盘中，放上红豆沙即可。

食材百科

红豆具有补血养颜、利尿解毒、催乳等功效。红豆可煮粥、做汤，也可做成豆沙，最好用来做甜食。红豆宜与豆类、谷类搭配食用，可使营养互补，从而提升营养价值。

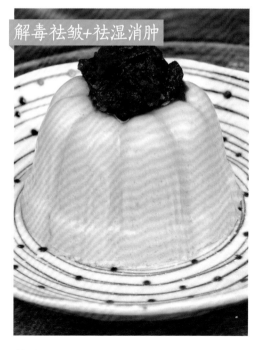

药膳功效

本药膳能促进体内血液和水分的新陈代谢，有解毒祛皱、祛湿消肿的功效。

长斑长痘

☀️ 当身体中激素失衡或皮肤感染时，就会长痘；暴晒过度或进入更年期就会长斑。

对症药材		对症食材	
金银花	枸杞子	白萝卜	茄子
杏仁	人参	木瓜	番茄
玉米须	玫瑰花	玉米	蜂蜜
玉米须		茄子	

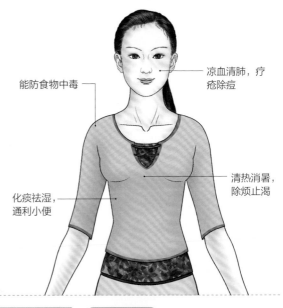

健康诊所

病因探究 当身体内部新陈代谢和内分泌失调，身体处于不平衡状态时，脸上就会长痘长斑。另外，不注意皮肤卫生，毛孔感染细菌也容易长痘，瘀血体质容易长色斑。

症状剖析 长痘时皮肤毛孔周围会有发红、肿痛等炎症反应，用手按会感觉到肿硬。严重者化脓感染，甚至引起皮肤组织炎。长斑有的是浅色的雀斑，有的是色素沉着形成的大片斑点。

本草药典

绿豆

性味 味甘，性寒。
挑选 色泽新鲜青翠，无干瘪者佳。
禁忌 脾胃虚弱的人不宜多吃。

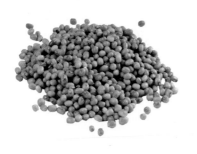

能防食物中毒

凉血清肺，疗疮除痘

化痰祛湿，通利小便

清热消暑，除烦止渴

饮食建议

宜
- ➡ 每天喝一杯番茄汁或常吃番茄，对预防色斑有较好的作用。
- ➡ 多吃新鲜瓜果和蔬菜，以及绿豆、燕麦、豆类食物，可改善皮肤状况。
- ➡ 宜吃清淡类食品，可饮绿茶、金银花茶、苦瓜茶等。

忌
- ➡ 忌食油腻和辛辣等刺激性食物。

保健小提示

➡ 长痘时不能用手乱挤，这样会使细菌感染扩散，或向皮肤深层转移。尤其是鼻子周围的"危险三角区"长痘，如果乱挤，有可能引起蜂窝组织炎，感染扩散甚至会危及生命；可用含薄荷的牙膏涂在患处消炎。

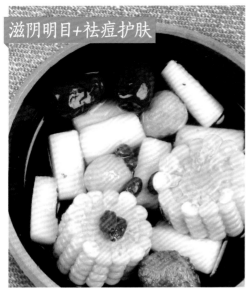

滋阴明目+祛痘护肤

药膳功效

本药膳具有调节血压、调节血脂、抗过敏、滋阴明目的功效。其中的鱼豆腐、鳕鱼丸能滋补肝肾，和药材搭配能补中益气、增强抵抗力，有效地预防皮肤过敏，还能祛痘护肤。

玫瑰枸杞养颜羹

材料：

【药材】枸杞子、杏仁各 10 克，玫瑰花 20 克。

【食材】米酒 1 瓶，玫瑰露酒 50 克，葡萄干、白糖各 10 克，醋、水各适量，淀粉 20 克。

做法：

❶ 玫瑰花洗净备用。

❷ 锅中加水煮沸，放入白糖、醋、米酒、枸杞子、杏仁、葡萄干，再倒入玫瑰露酒，待煮沸后，转小火。

❸ 用少许淀粉勾芡，搅拌均匀后，放入玫瑰花略泡即成。

本草详解

玫瑰花具有疏肝解郁、活血止痛的功效，适用于肝胃不和、胸闷胁胀、胃脘疼痛、食欲不振及月经不调等症。

抗敏关东煮

材料：

【药材】白术、麦冬各 10 克，黄芪 15 克，红枣 5 颗，枸杞子适量。

【食材】玉米 100 克，白萝卜 100 克，鱼豆腐 45 克，鳕鱼丸 3 个，鸭血 100 克，盐、水各适量。

做法：

❶ 将药材分别洗净，白术、麦冬和黄芪放入棉布袋中，和水入锅煮沸后转小火熬煮，然后取出棉布袋，留下汤汁备用；玉米洗净，切段；白萝卜洗净，去皮，切块；鸭血洗净，切片。

❷ 将除盐外的食材、红枣放入备好的汤汁中，煮沸后转小火熬至萝卜块熟烂，放入枸杞子，加盐调味即可。

食材百科

白萝卜能消食下气、清火排毒，其中的芥子油和膳食纤维可促进胃肠蠕动，有助于体内废物的排出。

养颜祛斑+保肝明目

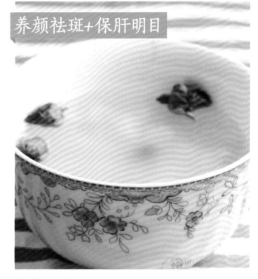

药膳功效

枸杞子能补肾益精、养肝明目、补血安神，玫瑰有预防脂肪肝的作用，将二者结合，可以起到养颜祛斑、保肝明目的作用。

脱发白发

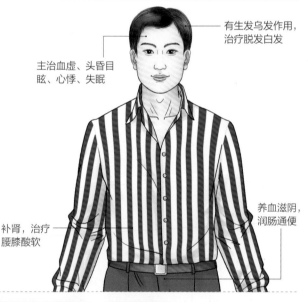

对症药材		对症食材	
何首乌	党参	核桃	芹菜
菟丝子	茯苓	黑芝麻	芦笋
枸杞子	牛膝	韭菜	猪脑

党参

韭菜

☀ 营养不良、用脑过度和某些遗传因素都会引起白发；压力过大等因素还会导致脱发。何首乌是生发乌发的良药。

健康诊所

病因探究 中医认为，头发是"血之余、肾之华"，与脾、胃、肝、肾都有密切的关系。肝能为头发提供充足血气，脾负责把营养成分运输到毛发，肾关系到头发的生长。脱发白发主要由肝肾虚亏和气血不足等引起。

症状剖析 长期白发脱发患者伴有不耐疲劳、目涩耳鸣、忧郁失眠、视力减退、潮热盗汗、肌肤失润等症状，危害人体健康。

本草药典

何首乌

性味 苦甘、涩，微温。
挑选 以体重、质坚实、粉性足者为佳。
禁忌 大便溏泄及有湿痰者不宜用。

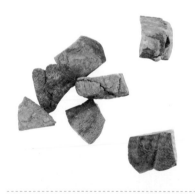

主治血虚、头昏目眩、心悸、失眠

有生发乌发作用，治疗脱发白发

养血滋阴，润肠通便

补肾，治疗腰膝酸软

饮食建议

宜
- ➔ 多吃鸡蛋、牛奶、瘦肉、鱼贝类食物，其中的含硫蛋白质有助于生发。
- ➔ 可以食用核桃和黑芝麻等食物。
- ➔ 选择含锌食物，如动物肝脏、干果等。

忌
- ➔ 少吃辛辣、油腻、含糖量高的食物，这些食物会使皮脂腺分泌旺盛，从而引起脱发。

保健小提示

➔ 每天正确地梳头发有助于预防脱发。选择木质或牛角的梳子，由头顶向下沿着发根生长的方向梳头。每天早上梳100次，不仅能防治脱发，还有提神醒脑的功效。

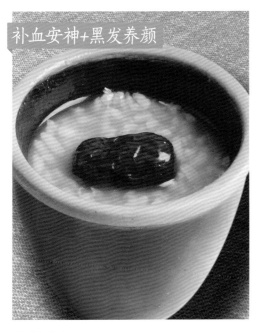

药膳功效

本药膳不仅能黑发养颜，还有补血安神的功效。其中的丹参搭配酸枣仁，既能补中益气，又能安神助眠。

何首乌党参乌发膏

材料：

【药材】何首乌 200 克，茯苓 100 克，党参、枸杞子、菟丝子、牛膝、补骨脂各 50 克。

【食材】黑芝麻 50 克，蜂蜜 1000 毫升，水适量。

做法：

❶ 将何首乌、茯苓、党参、枸杞子、菟丝子、牛膝、补骨脂、黑芝麻加水适量，浸透，放入锅内煎煮。

❷ 每 20 分钟取煎液一次，加水再煎，共取煎液 3 次。

❸ 合并煎液，以大火煮沸，转为小火熬至黏稠如膏时，加蜂蜜煮至沸即可。

本草详解

补骨脂是补肾药，对中老年人肾虚引起的畏寒、腰酸、尿频、冠心病等慢性病有很好的调养作用。

何首乌红枣粥

材料：

【药材】何首乌 9 克，酸枣仁 6 克，丹参 3 克，红枣 10 颗。

【食材】虾米 5 克，香菇 4 朵，大米 150 克，水 1250 毫升，盐、食用油各适量。

做法：

❶ 洗净红枣和大米。

❷ 何首乌、酸枣仁、丹参加 250 毫升水，煎煮 20 分钟后去渣取汁待用。

❸ 虾米、香菇洗净，用少许食用油炒香，将 1000 毫升水加入药汁中，再加入虾米、香菇和红枣、大米。

❹ 煮成粥后加盐调味即可。

本草详解

酸枣仁有养心益肝、安神敛汗等功效；适用于心肝阴血亏虚，心失所养，神不守舍之心悸、怔忡、健忘等症。以表面呈紫红色或紫褐色、种皮较脆、富油性者为佳。

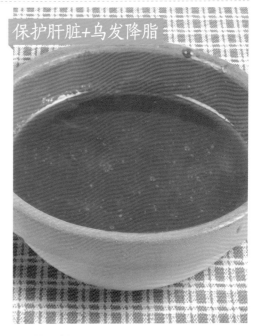

药膳功效

本药膳具有保护肝脏、乌发降脂、延缓衰老、抗菌消炎的功效。

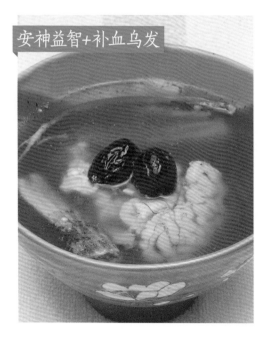

安神益智+补血乌发

药膳功效

本药膳具有滋养肝肾、补血乌发、安神益智的功效，对慢性肝炎、失眠症、眩晕、贫血、腰肌劳损等病症十分有效。

何首乌猪脑汤

材料：

【药材】何首乌30克，黄芪10克，红参须3克，红枣4颗。

【食材】猪脑2副，盐、水各适量。

做法：

❶ 将猪脑浸于水中，撕去表面薄膜，放入沸水中稍煮后取出，切块；用水洗净各种药材，红参须去皮、切片，红枣去核，备用。

❷ 将除盐外的材料放入炖盅，盖上盅盖，放入锅内，隔水炖1小时，加盐调味即可。

本草详解

红参是经过高温蒸煮加工后干燥制成的，颜色红润，气味浓香，能提高免疫力、抗疲劳、抑制肿瘤、调节内分泌系统。红参有冲茶、熬粥、嚼服、炖煮等多种食用方法。

何首乌芝麻茶

材料：

【药材】制何首乌15克。

【食材】黑芝麻粉10克，水750毫升，白糖适量。

做法：

❶ 制何首乌洗净，沥干，备用。

❷ 砂锅洗净，放入制何首乌，加水，用大火煮沸后，转小火再煮20分钟，至药味熬出。

❸ 用滤网滤净残渣，加入黑芝麻粉搅拌均匀，再加入适量白糖拌匀即可。

本草详解

制何首乌具有补肝肾、益精血、乌须发等功效。以表面呈黑褐色或棕褐色、体重、质坚实、粉性足者为佳。

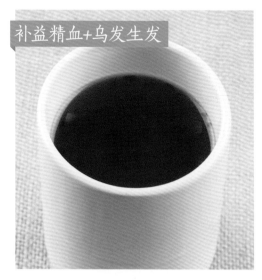

补益精血+乌发生发

药膳功效

本药膳能补益精血、乌发生发。何首乌搭配营养丰富的黑芝麻，还具有补血生血、明目护眼、润肠通便的功效。

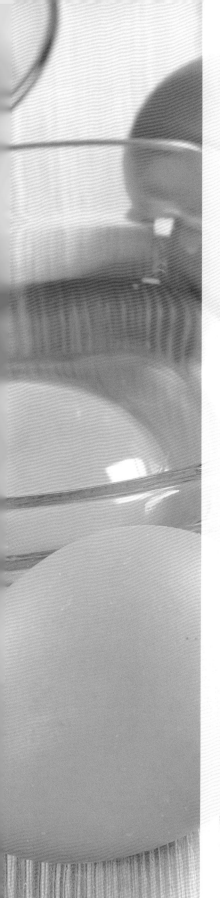

第八章

女性护理篇

　　由于生理的特殊结构，女性身体健康需要倾注更多的呵护。女性护理就是针对女性生理健康特征进行的专门调养。本章以月经期、更年期、月子期这三个特殊时期为例，推荐适合的药膳，方便读者选择。

药材、食材推荐

当归
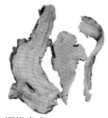

[功效] 补血活血，调经止痛。
[挑选] 以外皮细密，黄棕色至棕褐色，质柔韧，断面黄白色、有黄棕色环状纹者为佳。
[禁忌] 湿盛中满、大便泄泻者忌食。

香附
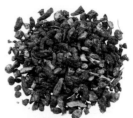

[功效] 理气解郁，调经止痛。
[挑选] 以质坚硬、棕黄色或棕红色、断面类白色、气芳香特异、味微苦者为佳。
[禁忌] 气虚无滞、阴虚血热者忌服。

白芍
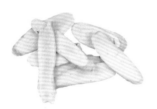

[功效] 柔肝止痛，养血滋阴。
[挑选] 以表面呈淡红棕色、断面灰白色、木部放射线呈菊花心状者为佳。
[禁忌] 虚寒腹痛泄泻者慎服。

益母草
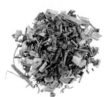

[功效] 活血调经，利尿消肿。
[挑选] 以表面呈灰绿色或黄绿色，体轻，质韧，多皱缩、易破碎，气微，味微苦者为佳。
[禁忌] 孕妇禁用。

西洋参
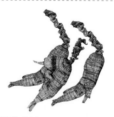

[功效] 补气养阴，清热生津。
[挑选] 以表面呈淡棕黄色、主根呈圆柱形或长纺锤形、有密集细横纹者为佳。
[禁忌] 中阳衰微、胃有寒湿者忌服。

丹参
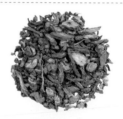

[功效] 活血调经，除烦安神。
[挑选] 以根条粗壮、干燥、色紫红、无芦头及须根者为佳。
[禁忌] 孕妇慎用。

艾叶
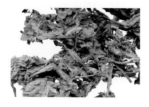

[功效] 调理气血，温经止血。
[挑选] 以灰绿色或深黄绿色、下表面密生灰白色茸毛、气清香、味苦者为佳。
[禁忌] 阴虚血热者慎用。

阿胶
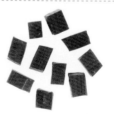

[功效] 补血止血，滋阴润燥。
[挑选] 以乌黑、光亮、透明、质坚脆易碎、无腥臭气者为佳。
[禁忌] 胃弱便溏者慎用。

木瓜

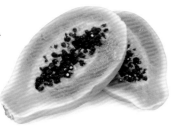

「功 效」通乳抗癌，补充营养。
「挑 选」以外表黄透、瓜肚大者为佳。
「禁 忌」孕妇、过敏体质者慎食。

川芎

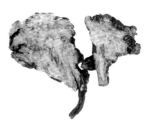

「功 效」活血行气，祛风止痛。
「挑 选」以质坚实、断面色黄白、油性大、香气浓者为佳。
「禁 忌」月经过多者、孕妇忌用。

玫瑰花

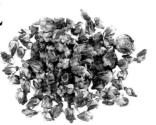

「功 效」疏肝解郁，活血止痛。
「挑 选」以紫红色、气芳香浓郁者为佳。
「禁 忌」阴虚有火者忌食。

生地黄

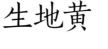
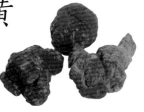

「功 效」清热凉血，养阴生津。
「挑 选」以体重，质较软韧，断面灰黑色、棕黑色或乌黑色，微有光泽，具黏性者为佳。
「禁 忌」痰饮滞膈、呕吐清水、气短胸闷者慎用。

乌鸡

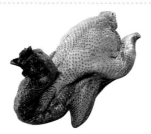

「功 效」滋养肝肾，养血益精。
「挑 选」以鸡冠、喙、眼睛和鸡爪乌黑，羽毛洁白，表皮呈自然的灰黑色者为佳。
「禁 忌」无特殊禁忌。

鸡蛋

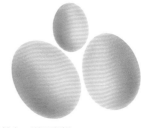

「功 效」补肺养血，滋阴润燥。
「挑 选」以形状周正、表皮有光泽、颜色均匀、无裂纹、晃动无声音者为佳。
「禁 忌」患有肾病者应慎食。

红腰豆

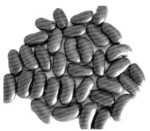

「功 效」补血强身，延缓衰老。
「挑 选」以颗粒饱满、大小比例一致、颜色较鲜艳、没有被虫蛀过者为佳。
「禁 忌」腹满饱胀者应少食。

牛肉

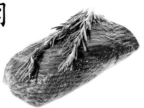

「功 效」补铁补血，抵抗疲劳。
「挑 选」以有光泽、红色均匀，脂肪洁白或淡黄色者为佳。
「禁 忌」体内热盛者忌食。

经期不适

✳ 每隔1个月左右，子宫内膜都会生理性增厚直至脱落，并伴随出血的周期性变化，这种周期性排血现象被称为月经。

健康诊所

病因探究 月经对女性身体的影响主要在于失血，如果失血过多还会造成贫血。同时，身体内激素的变化会引起身体浮肿、疲劳困乏、精神不济甚至头痛。

症状剖析 经期不适者多以面色苍白或萎黄、唇甲色淡、头晕眼花、失眠健忘、心悸怔忡、痛经、月经量少或经闭为主。女性只有在月经有规律、气血旺盛的状态下才会显得健康和美丽。

本草药典

益母草

性味 味辛、苦，性微寒。

挑选 茎表面呈灰绿色或黄绿色；体轻，质韧，断面中部有髓。

禁忌 无瘀滞或阴虚血少者忌用。

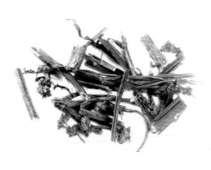

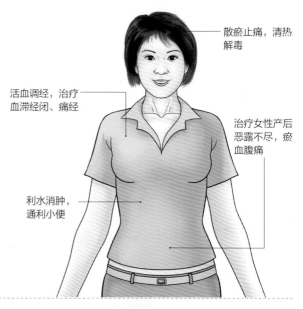

散瘀止痛，清热解毒

活血调经，治疗血滞经闭、痛经

治疗女性产后恶露不尽，瘀血腹痛

利水消肿，通利小便

饮食建议

宜
- ➲ 经期因失血，应补充鸡蛋、鹌鹑蛋、牛肉、乌鸡等有生血、养血作用的食物。
- ➲ 经期可以吃点甜食，能够补充糖分，有效缓解经期紧张和疼痛。

忌
- ➲ 忌食冷饮、冷食及性寒的食物。
- ➲ 不宜食用性凉的蔬果，如梨、荸荠、菱角、冬瓜、苦瓜、黑木耳等。

保健小提示

➲ 女性在月经期间，抵抗力下降，若身体受寒，可导致月经失调或痛经。因此经期不宜吹风受寒、冒雨涉水、冷水洗脚或冷水浴等。同时，应该注意多休息。

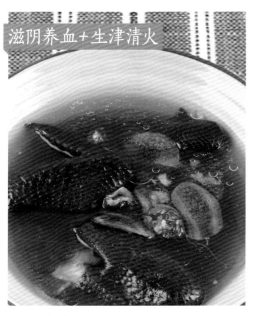

滋阴养血+生津清火

药膳功效

此药膳适合女性在经期食用，有很好的滋阴养血、生津清火作用。

艾叶煮鸡蛋

材料：

【药材】艾叶 10 克。

【食材】鸡蛋 2 个，水适量。

做法：

❶ 将艾叶洗净，加水煮沸后，慢慢熬煮至出颜色；鸡蛋洗净备用。

❷ 稍微放凉后，加入 2 个鸡蛋一起炖煮，待鸡蛋壳变色即可。

本草详解

艾叶是由艾蒿的叶片干燥后得到的，有理气血、驱寒湿、安胎的作用，可治心腹冷痛、久痢、吐衄、下血、月经不顺等病症。以背面灰白色、茸毛多、香气浓郁者为佳。艾叶还可用于熏香，可驱虫、驱蚊。

西洋参炖乌鸡

材料：

【药材】西洋参 10 克。

【食材】乌鸡 1 只，猪肉 200 克，生姜片、盐、白糖、黄酒、水各适量。

做法：

❶ 乌鸡去内脏，切块，入沸水中汆烫，去除血水；将猪肉放入水中洗净，切块。

❷ 将乌鸡肉块、猪肉块、西洋参、黄酒放入炖盅，加适量水，炖 3 小时。

❸ 放入生姜片、盐、白糖，略煮入味即可。

食材百科

黄酒具有舒筋活血、延年益寿、抗衰老、美容的功效，适用于消化不良、厌食、烦躁等症。黄酒通经脉，为药引子，也为保健饮料。

理气驱寒+补血安神

药膳功效

鸡蛋蛋黄含有卵磷脂、甘油三酯、胆固醇和卵黄素，对神经系统和身体发育有很大的作用，可增强记忆力、延缓智力衰退，和艾叶搭配有很好的补血安神功效，适合经期失眠、体寒腹痛的人作为滋补佳品。

女性护理篇

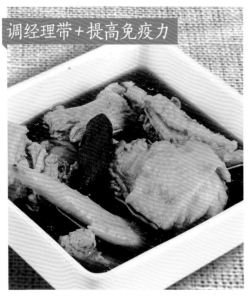

调经理带+提高免疫力

熟地当归鸡汤

材料：

【药材】熟地黄 25 克，当归 15 克，川芎 5 克，炒白芍 10 克。

【食材】鸡腿 1 只，盐、水各适量。

做法：

❶ 鸡腿剁块，放入沸水汆烫，捞起，冲净；将药材以水快速冲净。

❷ 将鸡腿块和所有药材盛入炖锅，加水以大火煮沸，转小火继续炖 30 分钟。

❸ 起锅前加盐调味即成。

本草详解

白芍具有养血敛阴、柔肝止痛、平抑肝阳等功效，适用于月经不调、痛经、腹痛、腹泻、胸胁疼痛等症。以质坚实、不易折断、断面较平坦、类白色或微带棕红色者为佳。

药膳功效

本药膳具有调经理带、提高免疫力的作用，可辅助治疗血虚症、月经失调、带下量多等。

百合炒红腰豆

材料：

【药材】鲜百合 250 克。

【食材】红腰豆 100 克，葱油、生姜汁、盐、水淀粉各适量。

做法：

❶ 鲜百合剥瓣，洗净。

❷ 百合、红腰豆放入沸水中汆烫，另起锅加入葱油、生姜汁烧热后，再放入百合、红腰豆翻炒。

❸ 加入盐炒匀，用水淀粉勾芡，盛出装盘即可。

食材百科

红腰豆原产于南美洲，它含有丰富的维生素及铁、钾等矿物质，是豆类中营养最丰富的一种，有补血生血、增强免疫力、帮助细胞修复及抗衰老的功效。需要注意的是，红腰豆焯水的时间不能太久，否则会影响口感。

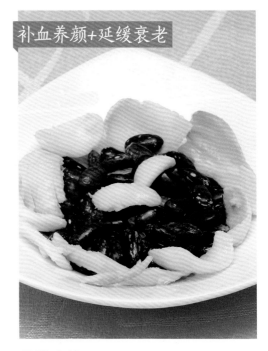

补血养颜+延缓衰老

药膳功效

本药膳具有增强免疫力、补血养颜、延缓衰老、修补细胞的功效。

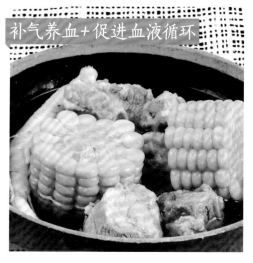

补气玉米排骨汤

材料：

【药材】党参、黄芪各9克。

【食材】排骨250克，冬菇、玉米、盐、水各适量。

做法：

❶ 玉米洗净，剁成小块；冬菇洗净，切块；排骨洗净，切块，以沸水汆烫后备用；药材洗净，备用。

❷ 将除盐外的材料一起放入锅内，以大火煮沸后，转小火炖煮40分钟，起锅前以少许盐调味即可。

药膳功效

本药膳具有补气养血、促进血液循环的作用。党参、黄芪都有补气功效，与玉米、排骨一起煮汤，能促进血液循环和雌激素的正常分泌，帮助乳房发育，达到塑身的效果。

食材百科

冬菇有补脾益气、护肝的功效，适用于脾胃虚弱、肝部不适、营养不良、面色萎黄等症。冬菇菌肉细嫩，软滑可口，味道鲜美，别具风味，是久负盛名的食用菌之一。痛风、尿酸过高、肾病者不宜食用。

葡萄当归煲猪血

材料：

【药材】当归、党参各15克，阿胶10克。

【食材】新鲜葡萄150克，猪血块200克，料酒、水各适量。

做法：

❶ 将新鲜葡萄洗净，去皮备用；当归、党参洗净，切片。

❷ 猪血块洗净，入沸水汆透，取出切方块，与当归、党参同放入砂锅，加水，以大火煮沸，烹入料酒，改用小火煨煮30分钟，加入葡萄，继续煨煮。

❸ 放入阿胶，煮至其溶化即成。

食材百科

猪血含铁量高且人体对其吸收率较高，女性常吃猪血，可有效补血，改善气色。因猪血腥味较重，烹调时应配葱、生姜、蒜和料酒等调味。高胆固醇血症、肝病者宜少食。

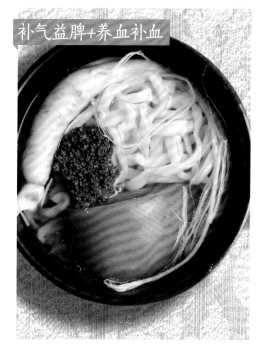

药膳功效

本药膳有补气益脾、养血补血、润肠通便、明神利目等功效。

月经不调

对症药材		对症食材	
玫瑰花	川芎	花生	胡萝卜
桂圆	当归	大豆	乌鸡
红枣	赤芍	粳米	鸡蛋
川芎		乌鸡	

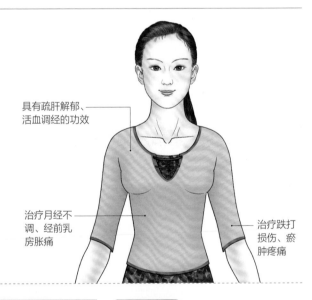

✿ 女性的月经周期一般是28～30天，若在21～49天都是正常的。月经不正常包括月经提前、月经推迟、经期过长、月经过多等。

健康诊所

病因探究 月经问题可由以下几种原因引起：下丘脑等内分泌器官功能不稳定；卵巢黄体功能差，常表现为月经周期缩短，或月经出血量较多；生殖器官局部炎症、肿瘤及发育异常等。过度节食、营养不良也是月经紊乱的重要诱因。

症状剖析 月经提前，是指月经周期短于21天；月经推迟，是指月经错后7天以上。每次月经血量应该在85毫升之内，超过85毫升就是月经过多；如果月经量少于10毫升就是月经过少。

本草药典

玫瑰花

性味 味甘、微苦，性温。
挑选 紫红色、气芳香浓郁者为佳。
禁忌 阴虚有火者忌食。

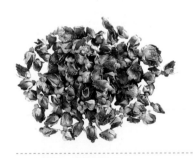

具有疏肝解郁、活血调经的功效

治疗月经不调、经前乳房胀痛

治疗跌打损伤、瘀肿疼痛

饮食建议

宜
- 宜吃补血食物，如用阿胶、红枣、当归、黄芪等滋补类药材辅以饮食。
- 可多食用牛奶、花生、粳米、鸡蛋等，以合理搭配为宜。
- 注意营养均衡，合理补充蛋白质、脂肪及多种维生素。

忌
- 忌生冷、有刺激性、辛辣的食物。

保健小提示

- 当月经不调时，可以按摩中极穴来调养。中极穴在下腹部，前正中线上，当脐中下4寸处。用中指按揉，早晚各一次，能帮助治疗月经不调、痛经、带下、子宫脱垂、经前水肿等病症。

152

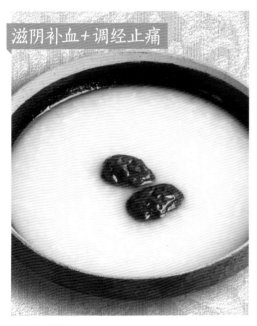

滋阴补血+调经止痛

牛奶红枣粥

材料：

【药材】红枣 20 颗。

【食材】大米 100 克，牛奶 150 克，白糖、水各适量。

做法：

❶ 将大米、红枣分别洗净，用水泡发 1 小时。

❷ 起锅入水，将红枣和大米同煮，先用大火煮沸，再转小火继续熬 1 小时。

❸ 牛奶另起锅加热，煮沸即离火，再将煮沸的牛奶缓缓调入之前煮好的红枣白米粥里，加入白糖拌匀，待煮沸后适当搅拌，即可熄火。

食材百科

牛奶具有补肺养胃、生津润肠、镇静安神等功效，对糖尿病久病、口渴便秘、体虚、气血不足者有益。儿童不要空腹喝牛奶，缺铁性贫血儿童忌喝牛奶。

药膳功效

牛奶红枣粥具有滋阴补血、调经止痛的作用，易于消化，营养丰富，常食对辅助治疗产妇气血两虚有益处。

当归三七乌鸡汤

材料：

【药材】当归 20 克，三七 8 克。

【食材】乌鸡肉 250 克，盐 5 克，香油 2 毫升，料酒、葱末、水各适量。

做法：

❶ 把当归、三七用水洗干净。

❷ 把乌鸡肉用水洗干净，用刀剁成块，和料酒一起放入沸水中煮 5 分钟，再取出过冷水。

❸ 把药材和乌鸡肉块放入炖盅中，加水，慢火炖 3 小时，最后加盐、香油调味，撒上葱末即可。

本草详解

当归又名秦归，有活血补血的功效，为治血虚症的要药，对调整子宫功能、气血循环也有很好的功效。以辅疗形式添加到粥、汤中，可用来辅助治疗慢性盆腔炎等妇科疾病。

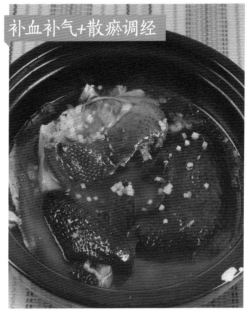

补血补气+散瘀调经

药膳功效

乌鸡和当归、三七搭配，有补血和散瘀调经、补气的作用，特别适合血虚有瘀引起的月经不调、痛经者经常食用。

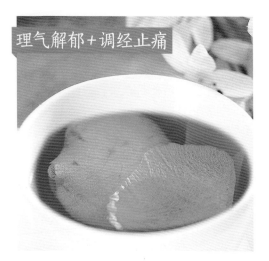

理气解郁+调经止痛

玫瑰香附茶

材料：

【药材】香附 3 克，玫瑰花 1.5 克。

【食材】冰糖 1 大匙，水适量。

做法：

❶ 玫瑰花洗净，沥干；香附以水冲净，加适量水熬煮约 5 分钟。

❷ 放入玫瑰花，再次煮沸后加入冰糖搅拌均匀即可。

药膳功效

此茶有理气解郁、调经止痛的作用，可以调节内分泌，改善月经失调、痛经，有减轻压力的作用。此茶还可解肝郁、心烦，对更年期妇女的躁郁、情绪不稳定有缓解作用。

本草详解

香附的功效源于其"香"，香者行气通窍。香附能疏解肝郁，对月经周期紊乱、行经头痛、小腹胀痛有很好的疗效，还能调节胃肠，治疗消化不良等症状。血热而月经过多者禁用。

桂圆红枣茶

材料：

【药材】红枣 10 颗，桂圆肉 100 克。

【食材】红糖 100 克，水适量。

做法：

❶ 红枣洗净，以刀背微微拍裂，并去核。

❷ 锅内加适量水，放入红枣，煮至其呈圆润状。

❸ 加入桂圆肉和红糖，待桂圆肉释出甜味、红糖溶化即可。

食材百科

红糖营养丰富，食用后经消化可变为葡萄糖，被人体吸收放出热能。红糖中的铁质是造血的重要原料，喝红糖水对产妇、孕妇、哺乳期妇女有很大的补益作用。红糖的吃法多种多样，可用来做糖水鸡蛋、姜糖水等。

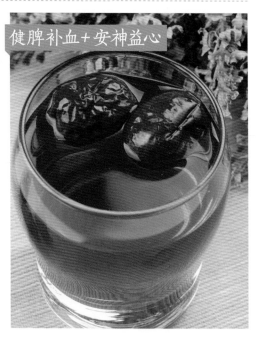

健脾补血+安神益心

药膳功效

本药膳可以健脾补血、安神益心，经常饮用既能够调节身体，还能改善气色，缓解经期乳房不适等症状。

川芎白芷炖鱼头

材料：

【药材】川芎 3 克，白芷 3 克，西洋参、枸杞子各 12 克。

【食材】鳙鱼头 1 个，生姜 4 片，盐、葱末、水各适量。

做法：

❶ 西洋参、川芎、白芷、枸杞子分别洗净，放入锅中，加水煮沸，转入小火慢熬 3 小时。

❷ 将鳙鱼头洗净，沥干水分，放入加有药材的锅内，再放入生姜片、葱末，炖 30 分钟，加盐调味即可。

本草详解

鳙鱼具有补虚弱、暖脾胃、祛头眩、益筋骨的功效。鳙鱼头部脑髓含量高，常食能祛头眩、延缓衰老。鳙鱼头大且含脂肪，胶质较多，故可烹制"砂锅鱼头"。鳙鱼不宜食用过多，否则容易引发疮疥。

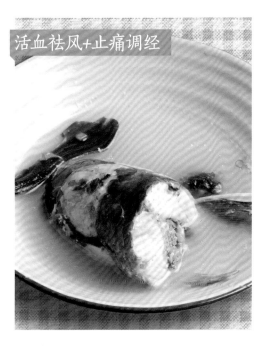

活血祛风+止痛调经

药膳功效

川芎可活血止痛、祛风燥湿，白芷可消肿止痛，二者与鳙鱼头搭配，具有活血祛风、止痛调经的功效。

红枣鸡肉汤

材料：

【药材】夜来香、红枣各 30 克。

【食材】鸡腿 150 克，盐、生姜片各 5 克，水适量。

做法：

❶ 将夜来香、红枣洗净，并将红枣用水泡发；鸡腿洗净，切块，汆水备用。

❷ 锅中加水，放入生姜片、鸡腿肉块、红枣，煲 4 分钟后，放入夜来香、盐调味即可。

本草详解

夜来香具有强筋骨、祛风湿、散瘀等功效。夜来香同时又是以新鲜的花和花蕾供食用的一种半野生蔬菜，有清肝明目之功效。以干燥、色泽鲜艳、气清香者为佳。

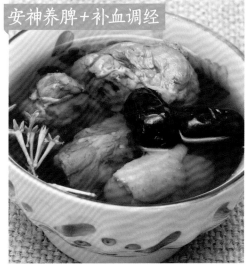

安神养脾+补血调经

药膳功效

本药膳可安神养脾、补血调经，对精神萎靡、体倦乏力、面色萎黄等症有辅助疗效。

更年期综合征

对症药材		对症食材	
莲子	红枣	莲藕	燕麦
甘草	当归	黑芝麻	胡萝卜
山药	白芍	苹果	玉米
白芍		苹果	

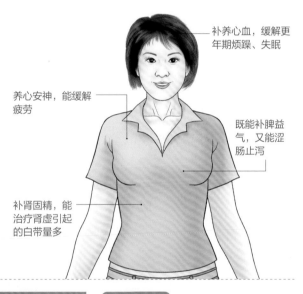

☀ 女性更年期的饮食养生、营养调节，是预防和调理更年期生理功能变化、保持健康的重要保证。

健康诊所

病因探究 随着年龄的增长，到了45~55岁，身体开始进入老化和衰退的时期，这就是更年期。这时身体内性激素的分泌和代谢都出现明显变化，由此引起的各种症状统称为"更年期综合征"。

症状剖析 月经周期紊乱或间隔期延长，月经血量越来越少，皮肤、头发枯燥，口腔等处的黏膜干燥，容易感染发炎，还会出现咽干、声音嘶哑、腰腿痛、骨质疏松等现象。

本草药典

莲子

性味 味甘、涩，性温。
挑选 黄白色，饱满肥厚，中有空隙者佳。
禁忌 中满痞胀及大便燥结者忌服。

补养心血，缓解更年期烦躁、失眠

养心安神，能缓解疲劳

既能补脾益气，又能涩肠止泻

补肾固精，能治疗肾虚引起的白带量多

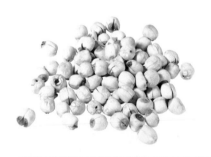

饮食建议

宜
- ➔ 豆制品是更年期饮食的首选，此外，还要多吃牛奶、鸡蛋、瘦肉、鱼类等高蛋白的食物，以补充蛋白质。
- ➔ 注意补充B族维生素，可以选择小米、玉米、燕麦等粗粮，以及蘑菇、瘦肉、牛奶、绿叶蔬菜和水果等。

忌
- ➔ 适当地控制甜食和盐的摄入量，注意补钙。

保健小提示

➔ 女性更年期是宫颈癌、乳腺癌等恶性疾病的高发时期，所以一旦进入更年期，应该每半年或一年到医院进行一次体检。另外，要保持心情舒畅。

白芍排骨汤

材料：

【药材】白芍 10 克，刺蒺藜 10 克。

【食材】莲藕 300 克，小排骨 250 克，盐 2 小匙，生姜片、水各适量。

做法：

❶ 白芍、刺蒺藜装入棉布袋扎紧；莲藕用水洗净，切块。

❷ 小排骨洗净，切块，汆烫后捞起，再用温水冲洗，沥干，备用。

❸ 将做法 ❶、做法 ❷ 的材料和生姜片放进煮锅，加适量水，大火煮沸后转小火煮约 30 分钟，加盐调味即可。

药膳功效

本药膳能清热凉血、平肝解郁，缓解更年期气血瘀滞引起的胸胁胀痛、焦虑烦躁、乳房胀痛等症状。莲藕有很好的清热祛火的功效，搭配刺蒺藜，能有效地消除更年期肿胀。

本草详解

刺蒺藜有平肝解郁、活血祛风、明目和止痒的功效，用于头痛眩晕、胸胁胀痛、乳闭乳痈等症。用等量的刺蒺藜、当归研成粉末，每次冲服 9 克，可治疗月经不调；用刺蒺藜每日煎汤洗，可治疗通身浮肿。

麦枣甘草萝卜汤

材料：

【药材】甘草 15 克，红枣 10 颗。

【食材】小麦 100 克，白萝卜 150 克，排骨 250 克，盐 2 小匙，水适量。

做法：

❶ 小麦洗净，以水浸泡 1 小时，沥干。

❷ 排骨切块，汆烫，捞起，冲净；白萝卜削皮，洗净，切块；红枣、甘草洗净。

❸ 将除盐外的材料盛入煮锅，加水煮沸，转小火炖约 40 分钟，加盐调味即成。

本草详解

甘草味道甘甜，是名副其实的"甜草"，具有补脾益气、清热解毒的功效，可用于祛痰止咳、止痛、调和诸药毒性。甘草可治疗气虚引起的脾胃虚弱、倦怠乏力、心悸气短，以及脘腹挛痛。

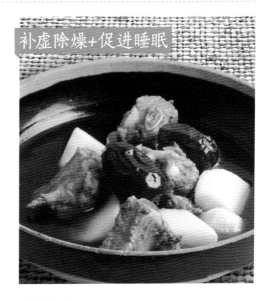

药膳功效

本药膳具有补虚除燥、促进睡眠的作用，适合更年期女性食用，日常食用还能减轻压力、缓解紧张情绪。

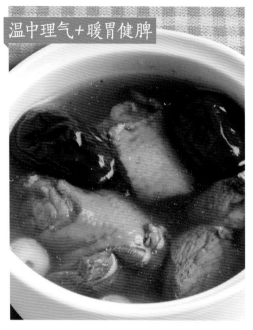

药膳功效

本药膳具有温中理气、暖胃健脾、补气养阴的功效，对孕妇及中年女性具有很好的保健养颜作用。

地黄乌鸡汤

材料：

【药材】生地黄 10 克，红枣 10 颗。

【食材】乌鸡 1 只，猪肉 100 克，生姜片 20 克，葱末、盐各 5 克，味精 3 克，料酒 5 毫升，高汤 500 毫升，沸水适量。

做法：

❶ 将生地黄浸泡 5 小时后取出切成薄片；红枣洗净沥干水分；猪肉洗净，切片。

❷ 乌鸡去内脏及爪尖，切成小块，用沸水氽烫去除血水。

❸ 将高汤倒入净锅中，放入乌鸡块、猪肉片、生地黄片、红枣、生姜片，煮沸后加入盐、料酒、味精、葱末调味即可。

食材百科

高汤一般可分为清汤、奶汤和毛汤。其中以清汤的品质最高，制作清汤的过程称为吊汤，吊汤代表制汤技术的最高境界。以高汤作锅底可使食材更鲜美。

西洋参炖土鸡

材料：

【药材】西洋参、枸杞子各 3 克，莲子、芡实各 15 克，红枣 5 颗。

【食材】土鸡 1/4 只，生姜片 10 克，米酒半杯，盐、水各适量。

做法：

❶ 将西洋参、莲子、芡实、枸杞子、红枣洗净备用。

❷ 土鸡用微火去掉细毛，用水洗净，切块，再氽烫一下，沥干，备用。

❸ 将药材加水用大火煮沸，接着放入切好的土鸡块、生姜片，待再次煮沸时，放入米酒，搅拌均匀，用小火炖煮 30 分钟后加盐调味即可。

食材百科

土鸡是放养的杂交品种，头很小、胸腿肌健壮、鸡爪细、冠大直立。相对于肉食鸡，土鸡营养更加丰富，蛋白质和维生素的含量较高，更有益五脏、补虚亏的功效。

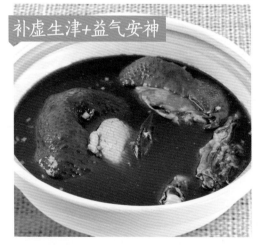

药膳功效

此药膳具有补虚生津、益气安神等功效，可以辅助治疗血热伤津、心烦热燥、牙痛等病症，是女性安心、养气的上好补品，尤其适宜处于更年期的女性食用。长期食用可减少心烦气躁、气血虚损等生理不适症。

坐月子

孕妇分娩以后，身体和子宫都需要时间来恢复。从婴儿出生到产后六周的这段时间就是产褥期，俗称"月子"。

对症药材		对症食材	
当归	白术	乌鸡	香菇
党参	熟地黄	鲫鱼	核桃仁
黄芪		牛奶	
党参		乌鸡	

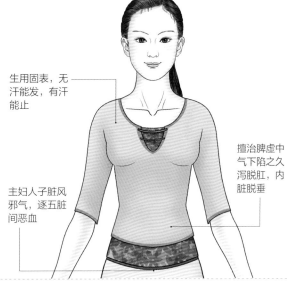

健康诊所

病因探究 中医认为，在怀孕过程中，胎儿的生长对孕妇来说是很大的损耗。而在分娩时，产妇因为用力、出汗及大失血，造成气血亏虚，抵抗力减弱，因而有"产后百骸空虚"之说，所以应注意产后调补。

症状剖析 许多女性在生产或流产后，都没有好好坐月子，以至于日后常有头晕、头痛、肩背痛、腰酸、容易感冒、疲倦、月经不调、黑斑、掉头发、手足冰冷、白带多等症状。

本草药典

黄芪

性味 味甘，性微温。

挑选 以主根粗长、皱纹少、质坚而绵、粉性足、味甜者为佳。

禁忌 表实邪盛、疮疡初起者不宜用。

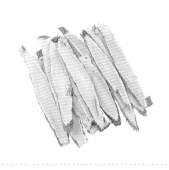

生用固表，无汗能发，有汗能止

主妇人子脏风邪气，逐五脏间恶血

擅治脾虚中气下陷之久泻脱肛，内脏脱垂

女性护理篇

饮食建议

宜
- 多进食各种汤，汤类易消化吸收，还可促进乳汁分泌，利于补充营养。
- 生产出血和哺乳都会消耗身体里的铁，补充铁能避免发生贫血，还应该及时补充钙质。

忌
- 忌食生冷、辛辣、过于油腻的食物，避免影响胃肠健康和食欲。

保健小提示

- 月子期间，卧室应保持清洁、通风。室温保持在26～28℃最合适，夏季可以开风扇或空调，但产妇不可直接吹冷风。此外，洗澡应选择淋浴，时间不宜过长，10～15分钟为宜。

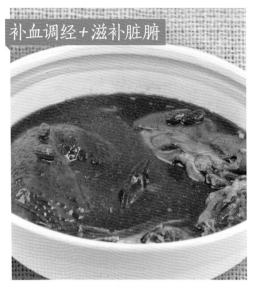

補血調經 + 滋補臟腑

药膳功效

本药膳可补气、补血调经、促进血液循环、利尿消肿、提振精力，并可滋补脏腑、调经理带、消减疲劳，兼顾调理气血、经脉、筋骨、肌肉等组织及血液循环。

十全大补乌鸡汤

材料：

【药材】当归、熟地黄、党参、炒白芍、白术、茯苓、黄芪、川芎、甘草、肉桂、枸杞子 10 克，红枣 5 颗。

【食材】乌鸡腿 1 只，盐、水各适量。

做法：

❶ 乌鸡腿剁块，放入沸水氽烫，捞起，冲净；将所有药材以水快速冲洗。

❷ 将乌鸡腿块和所有药材一起盛入炖锅，加水以大火煮沸。

❸ 转小火慢炖 30 分钟，加盐调味即成。

本草详解

肉桂可补火助阳、散寒止痛、活血通经，适用于肾阳不足、阳痿宫冷、眩晕目赤、心腹冷痛、寒凝血瘀、经闭痛经等症。优质的肉桂质硬而脆，易折断，断面不平坦，外层棕色而粗糙，内层红棕色而油润。

当归猪肝汤

材料：

【药材】当归 6 克，黄芪 9 克，丹参、生地黄各 4.5 克。

【食材】猪肝 200 克，菠菜 1/3 把，食用油 1 小匙，米酒 1/2 杯，水 3 杯，葱末、盐各适量。

做法：

❶ 当归、黄芪、丹参、生地黄洗净，加 3 杯水，熬取药汁；猪肝洗净，切片；菠菜洗净，切段。

❷ 热锅烧油，加葱末爆香，放入猪肝片炒至半熟。

❸ 将米酒、药汁入锅煮沸，放入猪肝片煮沸，然后放入菠菜段，煮沸后加盐调味即可。

食材百科

菠菜有涩味，含有钙、铁等矿物质，维生素 A 的含量也相当丰富，有补血、助消化、通便的功效。

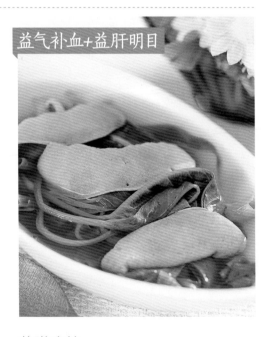

益气补血 + 益肝明目

药膳功效

本药膳有益气补血、益肝明目、利水消肿等功效，对产后气虚血少、乳汁分泌不足的妇女有辅助治疗作用。

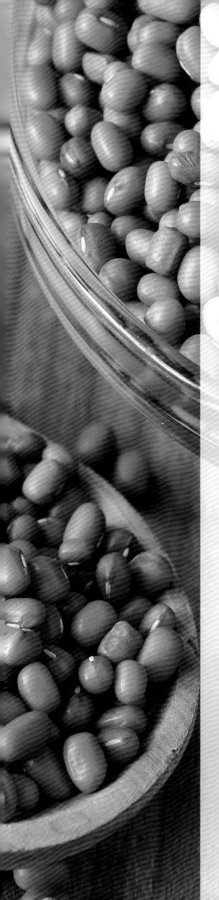

第九章

清热排毒篇

　　中医认为，体内的湿、热、痰、火、食都会积聚成"毒"，这些毒素会对身体造成很大伤害，因此，要及时清除体内毒素。体内毒素既有外部环境带来的，也有身体内部产生的，因此要选择科学的方法进行排毒。在改善外部环境的同时，我们可以有意识地选择排毒食物。本章围绕清热排毒展开论述，将具有清热、排毒效果的食材配伍相应的药材，制成美味药膳，方便读者轻松排毒，享受健康。

药材、食材推荐

绿豆

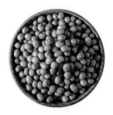

[**功效**] 清热解毒，消暑利水。

[**挑选**] 外皮蜡质，以籽粒饱满、均匀，很少破碎，无虫，不含杂质者为佳。

[**禁忌**] 脾胃虚寒、肠滑泄泻者忌用。

土茯苓

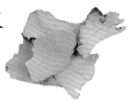

[**功效**] 解毒除湿，通利关节。

[**挑选**] 以断面淡棕色、粉性足者为佳。

[**禁忌**] 肝肾阴虚者慎服。

蒲公英

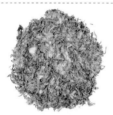

[**功效**] 化解热毒，消除恶肿。

[**挑选**] 其茎、叶都像苦苣，以花黄色而大者为佳。

[**禁忌**] 阳虚外寒、脾胃虚弱者忌用。

板蓝根

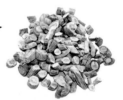

[**功效**] 清热解毒，凉血利咽。

[**挑选**] 以根平直粗壮、坚实、粉性足者为佳。

[**禁忌**] 脾胃虚寒者忌用。

金银花

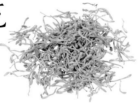

[**功效**] 清热解毒，疏散风热。

[**挑选**] 以表面呈黄白色或绿白色、密被短柔毛、气清香者为佳。

[**禁忌**] 脾胃虚寒及气虚疮疡脓清者忌服。

鱼腥草

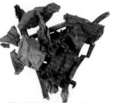

[**功效**] 清热解毒，排脓消痈。

[**挑选**] 以叶多、色绿、有花穗、鱼腥气浓、味微涩者为佳。

[**禁忌**] 虚寒性体质及疔疮肿疡而无红肿热痛者禁用。

穿心莲

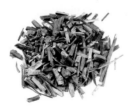

[**功效**] 清热解毒，凉血消肿。

[**挑选**] 以上表面绿色、下表面灰绿色、两面光滑者为佳。

[**禁忌**] 不宜多服、久服，脾胃虚寒者忌用。

连翘

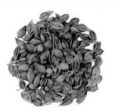

[**功效**] 清热解毒，消肿散结。

[**挑选**] 青翘以色青绿、无枝梗者为佳，老翘以色黄、壳厚、无种子、纯净者为佳。

[**禁忌**] 脾胃虚寒及气虚脓清者忌用。

芦笋

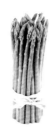

[功效] 帮助消化，调节血脂。
[挑选] 以形状正直、笋尖花苞紧密、表皮鲜亮不萎缩，细嫩粗大，基部未老化者为佳。
[禁忌] 芦笋不宜生吃。

茵陈

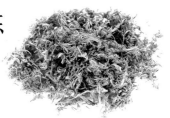

[功效] 清利湿热，利胆退黄。
[挑选] 以红色或紫红色、质柔软、大小均匀者为佳。
[禁忌] 蓄血发黄者、血虚萎黄者慎用。

绞股蓝

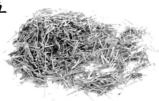

[功效] 清热解毒，化痰止咳。
[挑选] 以气味清新、其形绵长者为佳。
[禁忌] 服用后出现头晕、呕吐等症状时，应立即停用。

藿香

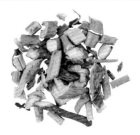

[功效] 解表除湿，祛暑除烦。
[挑选] 以茎枝青绿、叶多、气香浓者为佳。
[禁忌] 阴虚血燥者忌服。

冬瓜

[功效] 清热止渴，保护肝肾。
[挑选] 嫩冬瓜要鲜嫩多汁；老冬瓜要发育充分，老熟，肉质结实，肉厚心室小，皮色青绿带白霜，表皮没有斑点，没有外伤，皮不软不烂。
[禁忌] 脾胃虚寒、阳气不足、阴虚消瘦者不宜服食。

西瓜

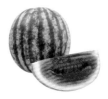

[功效] 清热解暑，利尿除烦。
[挑选] 瓜形端正，瓜皮坚硬饱满，花纹清晰，表皮稍有凹凸不平的波浪纹；瓜蒂、瓜脐收得紧密，略为缩入，靠地面的瓜皮颜色变黄，就是成熟的标志。
[禁忌] 脾胃虚寒者慎食或少食。

油菜

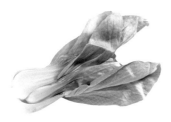

[功效] 清热爽神，清肝利胆。
[挑选] 以大小适中、叶片肥厚适中、叶质鲜嫩、叶绿梗白且无蔫叶者为佳。
[禁忌] 尿频、胃寒腹泻者应少吃。

苦瓜

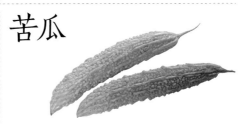

[功效] 解毒明目，补气益精。
[挑选] 瓜身表面颗粒越大越饱满，表示瓜肉越厚，颜色翠绿的比较鲜嫩。
[禁忌] 脾胃虚寒者不宜多食。

上火

我们常常会提到"上火"，中医认为，这是由人体里的阴阳失衡造成的。要调理上火，就要滋阴补水。

对症药材		对症食材	
茵陈	连翘	番茄	白萝卜
金银花	玄参	冬瓜	苦瓜
菊花	生地黄	黄瓜	柚子
菊花		冬瓜	

健康诊所

病因探究 过度劳累、压力过大、精神紧张等原因都可能导致机体阴阳失衡，身体里的阳气过盛就会导致上火。

症状剖析 胃火会引起胃疼、便秘、口臭等症状；肺火会引起咳嗽、咳黄痰、咽喉干痛等症状；肝火会引起烦躁、失眠，女性出现乳房胀痛、乳腺增生、月经不调等症。

本草药典

茵陈

性味 味苦、辛，性寒。
挑选 以红色或紫红色、质柔软、大小均匀者为佳。
禁忌 蓄血发黄者、血虚萎黄者慎用。

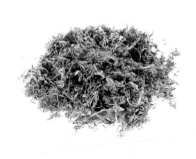

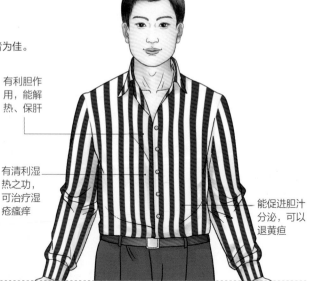

有利胆作用，能解热、保肝

有清利湿热之功，可治疗湿疮瘙痒

能促进胆汁分泌，可以退黄疸

饮食建议

宜
- 适宜多吃绿豆、苦瓜等凉性食物，可以金银花、菊花等代茶饮。
- 宜多食用绿色蔬菜和新鲜水果，其中的膳食纤维能润肠通便，帮助身体排出毒素。

忌
- 饮食忌辛辣、刺激，少吃油脂类食物，以及干燥和油炸食物。
- 避免食用羊肉、胡椒、辣椒等温热的食物。

保健小提示

- 经常饮水也是避免上火的好办法。尤其是早晨起床后，应该空腹喝400毫升凉开水，滋润身体和肠道，之后再吃早餐。另外，晚上睡觉前也需要补充水分，保证身体在睡眠中不会"缺水"。

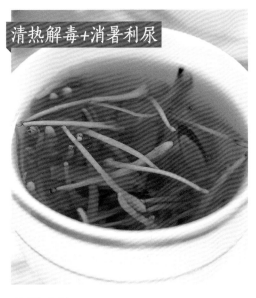

清热解毒+消暑利尿

蒲公英银花茶

材料：

【药材】蒲公英 50 克，金银花（银花）30 克。

【食材】白糖、水各适量。

做法：

❶ 将蒲公英、金银花冲净，沥干。

❷ 砂锅洗净，放入药材，倒入水至盖过药材，以大火煮沸后转小火慢煮20分钟。

❸ 在熬煮的过程中，需定时搅拌，以免粘锅。起锅前，加入少量白糖拌匀，取汁当茶饮。

本草详解

金银花因开花时开始为纯白色，继而变黄而得名。其性寒，气芳香，清热而不伤胃，芳香可祛邪。金银花能宣散风热、清解血毒，用于发热和咽喉肿痛等病。金银花和蒲公英一起泡茶饮用，能清热祛火、消暑明目。

药膳功效

本药膳具有清热解毒、消暑利尿的功效。蒲公英是常用的药材，除了清热解毒，还能消肿散结、利湿通淋，可治疗乳痈、黄疸、目赤肿痛等症。

茵陈甘草蛤蜊汤

材料：

【药材】甘草 5 克，茵陈 2.5 克，红枣 6 颗。

【食材】蛤蜊 300 克，水 4 杯，盐适量。

做法：

❶ 蛤蜊用水冲净，以淡盐水浸泡吐沙，随后用水冲洗一遍。

❷ 茵陈、甘草、红枣洗净，放入锅中，倒入 4 杯水，熬到约剩 3 杯。

❸ 将吐好沙的蛤蜊放入汤汁中煮至开口，加盐调味即成。

本草详解

茵陈具有清利湿热、利胆退黄的功效，适用于黄疸尿少、湿温暑湿、湿疮瘙痒等症。优质的茵陈表面呈淡紫色或紫色，有纵条纹，被短柔毛；体轻，质脆，断面类白色。

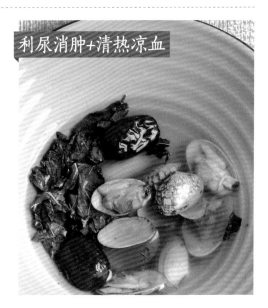

利尿消肿+清热凉血

药膳功效

本药膳有利尿消肿、清热凉血、益气、补益肝肾的功效，对上火头痛、目赤眼痛、咽喉肿痛、口舌生疮等症有辅助疗效。

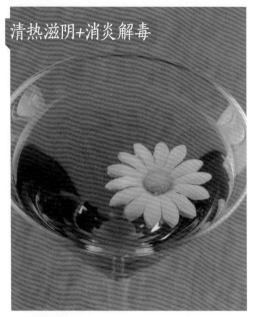

清热滋阴+消炎解毒

药膳功效

　　本药膳中的金银花和白菊花都是清热滋阴、消炎解毒的良药。两味药煎茶合用，能更好地发挥消炎解毒的作用。

银花白菊饮

材料：

　　【药材】金银花（银花）、白菊花各10克。

　　【食材】水1000毫升，冰糖适量。

做法：

　　❶ 金银花、白菊花分别洗净，沥干水分。

　　❷ 将砂锅洗净，倒入水，用大火煮沸，倒入金银花和白菊花，再次煮沸后，转为小火，慢慢熬煮。

　　❸ 待花香四溢时，加入冰糖，待冰糖完全溶化后，搅拌均匀即可饮用。

本草详解

　　菊花有"黄白两种，白者为胜"之说。经常服用白菊花，能增强毛细血管的抵抗力、抑制毛细血管的通透性，具有预防心绞痛和消炎的功效。此外，经常饮用菊花酒有延年益寿、健体强身的功效。

地黄虾汤

材料：

　　【药材】生地黄30克。

　　【食材】虾4只，盐、水各适量。

做法：

　　❶ 生地黄洗净，放在盘中备用；将虾挑去虾线，洗净，放入沸水汆烫去腥、杀菌，然后捞起放在盘中备用。

　　❷ 净锅加水，将水煮沸后，把事先准备好的虾和生地黄放入锅中，炖大约30分钟。

　　❸ 加盐调味，将地黄鲜虾汤盛入碗中即可食用。

食材百科

　　虾有补肾壮阳、理气开胃的功效。烹调虾之前，先用泡桂皮的沸水把虾冲烫一下，味道会更鲜美。煮虾的时候滴少许醋，可让煮熟的虾壳颜色鲜红亮丽，吃的时候，壳和肉也容易分离。

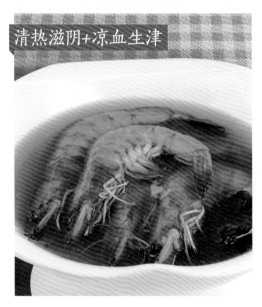

清热滋阴+凉血生津

药膳功效

　　本药膳有清热滋阴、凉血生津的作用，对辅助治疗热病、舌绛口渴、身发斑疹、阴虚火盛、咽喉肿痛等症有益。

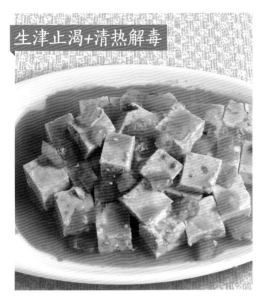

番茄肉酱烩豆腐

材料：

【药材】石斛 10 克，白术 10 克，甘草 5 克。

【食材】豆腐、番茄各 150 克，蘑菇 50 克，猪肉末 200 克，洋葱末、食用油各 1 大匙，水 750 毫升，盐适量。

做法：

❶ 将所有药材洗净，放入锅中，加 750 毫升水，煮沸后转小火，熬煮至水量剩 500 毫升后，滤取药汁备用。

❷ 豆腐放入盐水氽烫后，捞起切块；番茄、蘑菇分别洗净，切末备用。

❸ 热锅，加入食用油烧热，放洋葱末炒香，再倒入猪肉末、药汁及做法 ❷ 的材料，翻炒片刻后加盐调味即可。

食材百科

洋葱能防止维生素 C 缺乏症的发生，可以利尿、消炎、增进食欲、祛痰，洋葱的用途极广，可生食也可烹食。

药膳功效

本药膳具有生津止渴、健胃消食、凉血平肝和清热解毒的功效，对高血压病、眼底出血、高脂血症、冠心病等患者有辅助疗效。

熟地排骨煲冬瓜汤

材料：

【药材】熟地黄 50 克。

【食材】冬瓜 100 克，排骨 300 克，生姜片 10 克，盐 3 克，食用油、水各适量，胡椒粉 2 克。

做法：

❶ 冬瓜洗净，去皮，去瓤，切块；排骨洗净，切块。

❷ 热锅烧油，炒香生姜片，放适量水用大火煮沸，放入排骨块氽烫，捞出用温水洗净。

❸ 砂锅上火，放入备好的排骨块，加入生姜片、熟地黄，大火煮沸后，转小火炖约 40 分钟，再加入冬瓜块煲熟，加盐、胡椒粉调味即可。

食材百科

冬瓜有明显的利尿、消炎、祛痰、止喘等作用。其食用范围广泛，可用来烧、炖、酿各式菜肴，也用来做汤、包馅等。

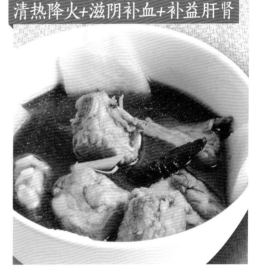

药膳功效

此汤清热降火，老少皆宜，具有滋阴补血、补益肝肾的功效，可用于辅助治疗阴虚血少、腰膝痿弱及劳嗽骨蒸、遗精、崩漏、月经不调、耳聋目眩等症。

亚健康状态

对症药材		对症食材	
当归	人参	河鳗	牛肉
枸杞子	山药		
山药		牛肉	

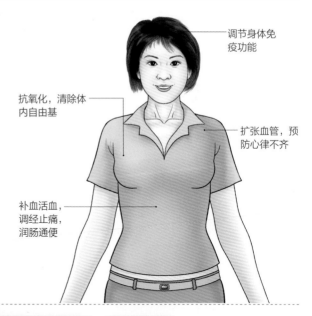

❉　人的生命离不开身体的新陈代谢，与外界进行物质和能量的交换。一旦代谢出现了问题，身体的各种功能都会受到影响。

健康诊所

病因探究　当人处于亚健康状态时，身体就会出现一系列的代谢问题。消化系统、循环系统、内分泌系统等都可能出现异常，还会出现免疫力低下等。老年人的身体代谢会减慢，出现代谢不良的症状。

症状剖析　会出现消化不良、食欲不振，因血液循环不畅，身体会疲乏无力，体力衰弱，还会出现抵抗力低下、失眠多梦等症状。

本草药典

当归

性味　味甘、辛，性温。

挑选　深黄色，略有焦斑，香气浓厚者佳。

禁忌　月经过多、大便溏泄者不宜服用。

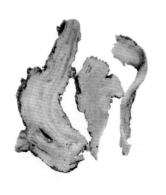

调节身体免疫功能

抗氧化，清除体内自由基

扩张血管，预防心律不齐

补血活血，调经止痛，润肠通便

饮食建议

宜
- ➔ 身体里的水分是新陈代谢的基础，应当多喝水，保持体内水分充足。
- ➔ 吃一些蛋白质类食物，如肉、蛋、奶等，可以促进新陈代谢。
- ➔ 多吃蔬菜水果，补充维生素能有效地调节代谢。

忌
- ➔ 不宜吃太多干燥、辛辣和易上火的食物。

保健小提示

➔ 泡澡是促进新陈代谢的简单方法，可以洗热水澡来促进血管收缩、扩张，并有发汗的作用。具体方法是：每次泡澡3分钟，休息5分钟再入浴，重复3次。心脏功能不全的人可采用热水泡脚来取代。

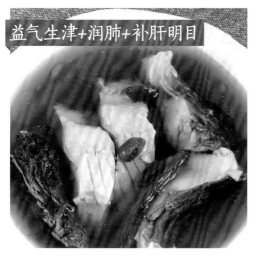

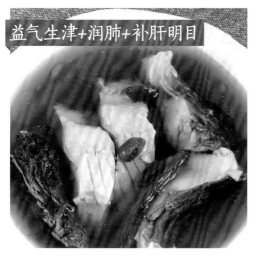
益气生津+润肺+补肝明目

参须枸杞炖河鳗

材料:

【药材】人参须 15 克,枸杞子 10 克。

【食材】河鳗 500 克,盐、水各适量。

做法:

❶ 河鳗洗净,去鱼鳃、肠腹后切段,氽烫去腥,捞出再冲净,盛入炖锅;人参须冲净,撒在河鳗段上,加水盖过材料。

❷ 移入电饭锅,炖至开关跳起,揭开锅盖,撒进枸杞子,再按一次开关直至跳起,加盐调味即可。

药膳功效

本药膳能益气生津、润肺、补肝明目、增强抵抗力。人参须有补气养神的功效,河鳗能补血活血,二者搭配枸杞子,则可以起到气血双补的作用。

食材百科

河鳗可补虚扶正、祛湿杀虫、养血,适用于久病羸弱、五脏虚损、贫血等症。风寒感冒发热、脾肾虚弱、高脂血症者不宜食用。

山药枸杞炖排骨

材料:

【药材】枸杞子 10 克,鲜山药 200 克,枇杷叶适量。

【食材】排骨 500 克,盐 2 小匙,水 7 杯。

做法:

❶ 排骨切块,洗净,氽烫后捞起冲净;鲜山药削皮,洗净,切块;枇杷叶洗净。

❷ 将排骨块盛入煮锅,加水以大火煮沸,再转小火慢炖 1 小时。

❸ 加入山药块、枸杞子、枇杷叶,续煮 10 分钟,加盐调味即可。

本草详解

枇杷叶具有清肺止咳、降逆止呕的功效,适用于肺热咳嗽、气逆喘急、胃热呕吐、哕逆等症。优质的枇杷叶呈长椭圆形或倒卵形,叶柄极短,被棕黄色茸毛。革质而脆,易折断。

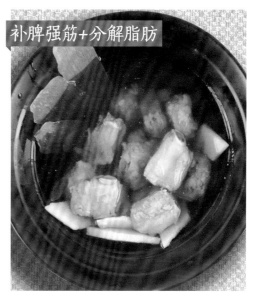
补脾强筋+分解脂肪

药膳功效

本药膳有补脾强筋、促进脂肪分解的功效。排骨搭配补气功效显著的山药和滋阴补血的枸杞子,能缓解气血亏虚引起的疲倦乏力、头昏嗜睡、抵抗力下降等症状。

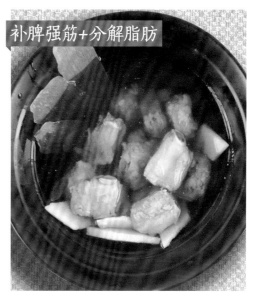

肥胖

 肥胖已经成了人们生活中最常见的困扰，而且肥胖的发生越来越趋于年轻化。人们应该更加注重如何健康地减肥。

对症药材		对症食材	
薏苡仁	甘草	豆腐	番茄
瞿麦	白术	白萝卜	海带
莲子	杏仁	玉米	南瓜

瞿麦

南瓜

健康诊所

病因探究 肥胖可由遗传因素、代谢功能等原因引起。常见的老年性肥胖则与激素分泌有关。平常饮食过盛，但缺乏运动，能量消耗过少也是肥胖的重要诱因。痰湿体质的人更容易发胖。

症状剖析 身体中脂肪含量增加，随之而来的有血脂升高、头昏嗜睡、身体沉重，还会出现冠心病、关节损伤、肝脏和胰腺疾病等。

本草药典

薏苡仁

性味 味甘、淡，性凉。
挑选 以质坚实、断面白色、粉性足者为佳。
禁忌 孕妇慎用。

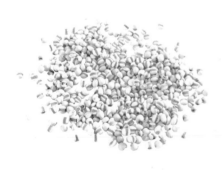

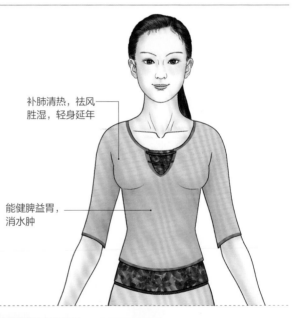

补肺清热，祛风胜湿，轻身延年

能健脾益胃，消水肿

饮食建议

宜
- 适量吃一些辛辣的食物，如生姜、胡椒、花椒、辣椒等，会提升新陈代谢功能，消耗脂肪。
- 可以适当增加鸡蛋、鱼、奶等高蛋白食物的摄入，有助于瘦身。

忌
- 控制米饭、馒头、面包等淀粉类食物的摄入，防止过多的淀粉转化成脂肪。

保健小提示

- 减肥不可急于求成，尤其不要过度节食，否则不仅会伤害胃肠，还会引起代谢紊乱，甚至导致脂肪肝。正确的方法是合理饮食，配合慢跑、游泳、瑜伽等运动，使身体脂肪的消耗量增加，人自然就会瘦下来。

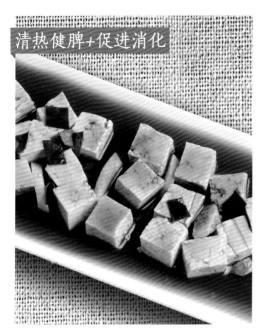

清热健脾+促进消化

药膳功效

本药膳富含维生素，又可清热健脾、促进消化，适合想减肥者食用。

蘑菇海鲜汤

材料：

【药材】茯苓 10 克，红枣 3 颗。

【食材】蘑菇 150 克，虾仁 60 克，粳米 100 克，奶油、胡萝卜、青豆、洋葱、胡椒粉、水各适量。

做法：

❶ 将茯苓洗净，加水煮沸，滤取药汁备用。

❷ 虾仁洗净（除泥肠后），切小丁；胡萝卜、蘑菇、洋葱洗净，切丁；青豆、红枣、粳米洗净。

❸ 锅烧热，放入奶油，爆香洋葱丁，再倒入药汁和做法 ❷ 的材料。

❹ 煮沸后装碗，再撒上少许胡椒粉即可。

食材百科

青豆具有补肝养胃、补虚强身、强筋健骨等功效，适合作为动脉硬化、高血压病等患者的食疗品。青豆以新鲜、脆嫩者为佳。

四神粉煲豆腐

材料：

【药材】四神粉（中药店有售）100 克。

【食材】豆腐 600 克，竹笋片 30 克，胡萝卜 20 克，葱末、酱油、料酒、食用油、盐、水各适量。

做法：

❶ 四神粉用水调匀。

❷ 豆腐切块，抹上盐；胡萝卜洗净，切片。油锅烧热后，放入豆腐块，稍油炸后捞起。

❸ 将豆腐块、竹笋片、胡萝卜片、水放入煲锅后，再将酱油、料酒及调水后的四神粉倒入锅内。

❹ 大火煮沸后转小火煲 1 小时，撒上葱末即可起锅。

本草详解

四神粉是由淮山药、芡实、茯苓、莲子四味为主，再加少许薏仁组合而成，具温和平补之效。

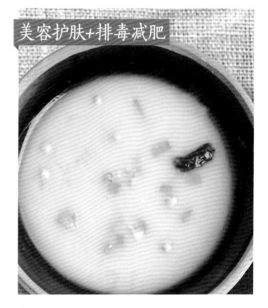

美容护肤+排毒减肥

药膳功效

本药膳具有美容护肤、排毒减肥的功效，能净化血液、排泄毒性物质。经常食用可净化身体，是一种很好的减肥美容食物。

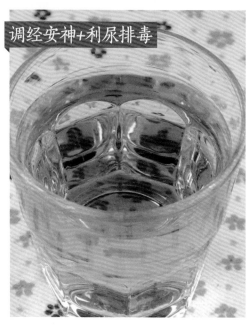

调经安神+利尿排毒

药膳功效

本药膳具有调经安神、利尿排毒的作用。常将此汤配合其他有益调经的食材食用，可使月经变得规律。

瞿麦排毒汁

材料：

【药材】莲子 10 克，瞿麦 5 克。

【食材】苹果、梨各 50 克，小豆苗 15 克，果糖 1/2 大匙，水适量。

做法：

❶ 全部药材与水置锅中浸泡 30 分钟后，以小火加热煮沸，约 1 分钟后关火，滤取药汁待凉。

❷ 苹果、梨洗净，去核，切小丁；小豆苗洗净，切碎。

❸ 将所有材料放入果汁机搅打成汁，倒入杯中即可。

本草详解

瞿麦味苦，性寒，能清心祛热、利小肠，故治血淋、尿血时常用。瞿麦还有活血祛瘀的作用，配合当归、川芎、红花、桃仁等，可用于治疗经血郁结等症。瞿麦穗部的利尿作用比茎部强。

南瓜百合甜点

材料：

【药材】百合 250 克。

【食材】南瓜 250 克，白糖 10 克，蜂蜜适量。

做法：

❶ 南瓜洗净，先切成两半，挖去瓜瓤，然后用刀在瓜面切锯齿形状的刀纹。

❷ 百合洗净，逐片削去黄尖，用白糖拌匀，放入碗状的南瓜中，盛盘隔水蒸。

❸ 水开后，大火转小火，蒸煮约 8 分钟后取出，淋上蜂蜜即可。

食材百科

南瓜含有丰富的膳食纤维和果胶，有助于排便通畅，排出积累在肠道里的毒素，并能预防大肠癌。此外，南瓜还能增强身体的抵抗力，其中的胡萝卜素具有缓解视疲劳的功效。

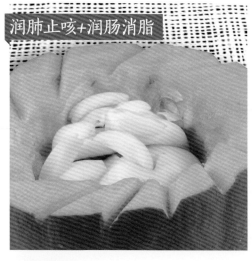

润肺止咳+润肠消脂

药膳功效

本药膳具有润肺止咳、润肠消脂的作用。百合具有润肺止咳、清脾除湿、补中益气、清心安神的功效；南瓜可健脾养胃、消脂减肥。因此，这款甜点可作肥胖及神经衰弱者食疗之用。

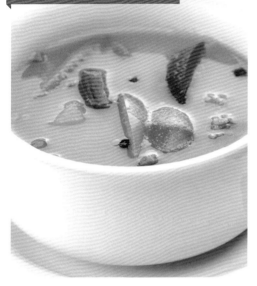

药膳功效

蔬菜汤富含维生素和矿物质，有助于排出体内毒素、延缓细胞的衰老、减少病变组织恶化，还能增强免疫力。

纤瘦蔬菜汤

材料：

【药材】紫苏、苍术各 10 克。

【食材】青萝卜 200 克，番茄 250 克，玉米笋 100 克，绿豆芽 15 克，水 800 毫升，白糖适量。

做法：

❶ 全部药材与水放入锅中，以小火煮沸，滤取药汁备用。

❷ 青萝卜洗净，切块；番茄洗净，切块；玉米笋洗净，切片；绿豆芽洗净。

❸ 药汁放入锅中，加入做法 ❷ 的材料煮沸，放入白糖调味即可。

本草详解

紫苏以茎、叶及子入药，能散寒解表、理气宽中，当感冒引起咳嗽、发热、胸闷时，以紫苏煮粥或煎水都有很好的疗效。干的紫苏碎可作烧烤时的腌料，鲜的紫苏叶可以做汤、煮粥，食用方法和香叶类似。

多味百合蔬菜

材料：

【药材】百合 30 克。

【食材】鲜香菇、青椒、红椒各 20 克，水淀粉、食用油各适量，盐 5 克。

做法：

❶ 百合剥片，洗净；鲜香菇洗净，切丝，放入沸水中氽烫后捞起；青椒、红椒洗净，切丝。

❷ 起油锅，放入百合炒至透明，加入香菇丝拌炒，再加盐、红椒丝、青椒丝快炒，放入水淀粉勾薄芡即可。

食材百科

青椒富含 B 族维生素、维生素 C 和胡萝卜素，具有缓解疲劳、解热镇痛、净化血液、促进消化、加快脂肪代谢的功效。食管炎、咳喘、咽喉肿痛等患者应少食。

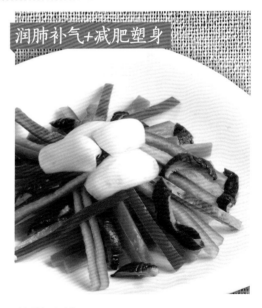

药膳功效

本药膳不仅具有润肺补气、补血养神的功效，常食还可以起到减肥塑身的效果。

肝火旺盛

☀ 中医上讲"肝开窍于目"，因此当人体肝火过于旺盛时，就会影响到眼睛。如果想改善症状，就要从清肝明目做起。

对症药材		对症食材	
桑叶	薄荷	胡萝卜	芝麻
菊花	决明子	猪肝	牛奶
桑叶		芝麻	

健康诊所

病因探究 人体肝火过旺会引起眼睛的一系列症状，长时间注视屏幕、用眼过度也会引起眼睛的疲劳疼痛。此外，结膜炎、沙眼等疾病会影响泪液的分泌，使眼睛因缺乏滋润而干涩疼痛。

症状剖析 肝火旺盛会导致视物模糊、眼部分泌物多、眼红、眼干、耳鸣等症状。

本草药典

菊花

性味 味辛、甘、苦，性微寒。
挑选 花朵完整，气味清香，颜色新鲜者佳。
禁忌 气虚胃寒、食少泄泻者慎服。

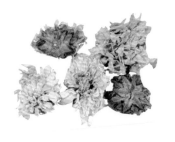

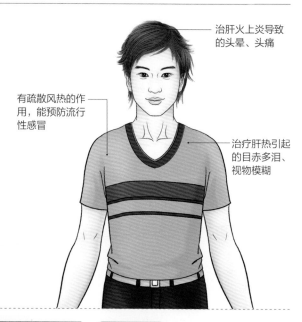

治肝火上炎导致的头晕、头痛

有疏散风热的作用，能预防流行性感冒

治疗肝热引起的目赤多泪、视物模糊

饮食建议

宜
- ➔ 日常饮食应选择清淡的食物。
- ➔ 多吃富含维生素A的食物，如胡萝卜、动物肝脏、鱼类等。

忌
- ➔ 少吃辛辣、燥热的食物，避免加重肝火。
- ➔ 不宜多吃蒜、韭菜等"伤目"的蔬菜，这些蔬菜性温热，吃多了会加重眼睛赤涩疼痛的症状。

保健小提示

➔ 眼睛干涩时可以泡一杯茶，水变温时，用双手拢于杯口，眼睛微睁，用水蒸气熏蒸眼睛。喝完茶之后，再用化妆棉蘸茶水敷眼，也有很好的清目、明目效果。

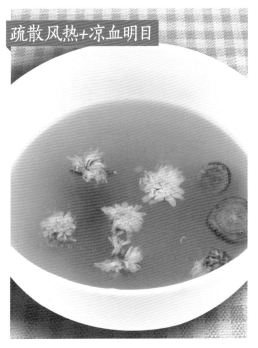

药膳功效

　　桑叶与菊花合用，具有疏散风热、凉血明目的功效，可缓解头晕头痛及目赤肿痛等症。

菊花决明子茶

材料：

　　【药材】决明子 15 克，红枣 15 颗，菊花 10 克。

　　【食材】红糖 10 克，水 800 毫升。

做法：

　　❶ 红枣洗净，切开去除枣核；决明子、菊花分别洗净，沥水备用。

　　❷ 红枣、决明子与菊花先加水，以大火煮沸后转小火再煮 15 分钟。

　　❸ 待菊花泡开、决明子熬出药味后，加入适量红糖，搅拌调匀即可。

本草详解

　　决明子有利胆保肝、抗菌消炎、润肠通便、明目、降低胆固醇和强心、缓泻的作用，常用于治疗便秘及高脂血症、高血压病、目赤涩痛、头痛眩晕、大便秘结等。

桑杏菊花茶

材料：

　　【药材】桑叶、菊花、枸杞子各 10 克，甘草适量。

　　【食材】杏仁粉 50 克，果冻粉 15 克，白糖 25 克，水适量。

做法：

　　❶ 桑叶入锅中，加水，以小火加热至沸腾，约 1 分钟后关火，滤取药汁备用。

　　❷ 杏仁粉与果冻粉倒入药汁中，以小火加热搅拌，沸腾后倒入盒中待凉，入冰箱冷藏，凝固后切块备用。

　　❸ 菊花、枸杞子、甘草放入锅中，倒入水，以小火煮沸，加入白糖搅拌至溶化，倒入杯中，放入杏仁冻块即可。

本草详解

　　桑叶能疏散风热、清肺润燥、平抑肝阳、清肝明目。常配菊花，用于风热感冒及目赤肿痛。治咽喉红肿、牙痛、口疮等都可服用桑叶茶。

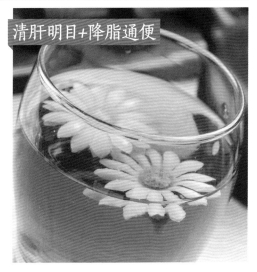

药膳功效

　　菊花茶可清肝明目，加入决明子后增强了清肝明目、疏风解热的功效。此外，本饮还有降脂通便的作用，能使热毒及时排出体外。

中暑

☼ 夏季天气炎热，暑热侵袭会使湿热内阻而引起相应的症状，如头昏、精神萎靡、食欲不振等，这时，消夏解暑就成了关键。

对症药材		对症食材	
薏苡仁	荷叶	莲藕	西瓜
车前草	藿香	芹菜	鸭肉
板蓝根	佩兰	小米	酸梅
板蓝根		芹菜	

健康诊所

病因探究 夏天，在高温下，人们容易发生中暑，从而引起中枢神经系统和循环系统的症状。中暑的发生不仅和气温有关，还与湿度、劳动、暴晒、体质强弱、营养状况及水分供给等有关。

症状剖析 轻度中暑会有大量出汗、口渴、头昏、胸闷、心悸、恶心、四肢无力的症状，体温在 38.5℃ 以上，并伴有面色潮红、胸闷、皮肤灼热等现象。重度中暑会发生高热，甚至昏厥。

本草药典

藿香

性味 味辛，性微温。
挑选 以茎枝青绿、叶多、气香浓者为佳。
禁忌 阴虚血燥者忌服。

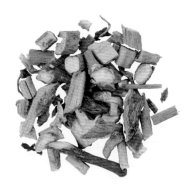

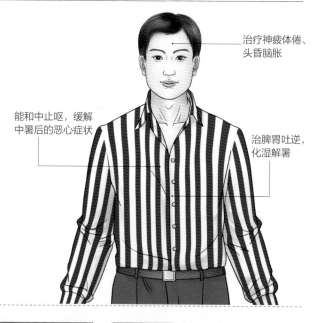

治疗神疲体倦、头昏脑胀

能和中止呕，缓解中暑后的恶心症状

治脾胃吐逆，化湿解暑

饮食建议

宜
- ➲ 天热时多吃清淡、易消化的食品，如稀粥、蒸蛋、冬瓜汤等。
- ➲ 适当吃些粗粮，如玉米、麦片和小米粥。
- ➲ 夏天做菜可适当咸一些，以补充出汗带走的盐分，并要保证及时补充水分。
- ➲ 夏季人体新陈代谢快，要注意补充蛋白质、维生素和钙。

保健小提示

➲ 夏季在户外运动时要注意预防中暑，避开中午最热的时候，要戴遮阳帽或运动帽，防止阳光直射头部。控制运动量，不要过于剧烈，感到不舒服时，应及时休息。

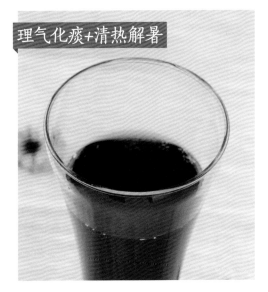

理气化痰+清热解暑

药膳功效

本药膳具有理气化痰、清热解暑的功效，还能起到排出体内毒素的作用，对热肿、消渴、痈疽、痘毒、斑疹等也有一定的疗效。

冬瓜薏仁鸭

材料：

【药材】薏苡仁 20 克，枸杞子 10 克。

【食材】鸭肉 500 克，冬瓜、食用油、蒜末、米酒、高汤各适量。

做法：

❶ 鸭肉洗净，切块，氽烫；冬瓜洗净，去皮，去瓤，切块；药材洗净，备用。

❷ 在砂锅中放食用油、蒜末，和鸭肉块一起翻炒，再放入米酒和高汤。

❸ 煮沸后放入薏苡仁，用大火煮 1 小时，再放入冬瓜块，小火煮熟后撒入枸杞子即可。

食材百科

鸭肉能滋阴，适合体质虚弱、食欲不振、大便干燥的人食用。菜肴有玉竹老鸭汤、盐水鸭、香樟鸭、烤鸭等。要除去鸭肉的腥味，可先去掉尾部的油脂腺，焯水之后再烹调。

陈皮绿豆汤

材料：

【药材】陈皮 5 克，绿豆 30 克。

【食材】绿茶包 1 袋，白糖 10 克，水 800 毫升。

做法：

❶ 将陈皮洗净，切成小块；绿豆洗净，用水浸泡 2 小时。

❷ 砂锅洗净，将绿茶包与陈皮放入，加水，煮沸后小火再煮 5 分钟，滤渣取汤。

❸ 在汤内加入泡软的绿豆与少许白糖，继续煮 10 分钟，滤出汤即可饮用。剩余的绿豆可留待以后进食。

本草详解

陈皮具有理气健脾、燥湿化痰的功效，适用于脘腹胀满、食少吐泻、咳嗽痰多等症。优质的陈皮外表面呈橙红色或红棕色，内表面呈浅黄白色，质稍硬而脆。

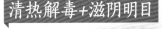

清热解毒+滋阴明目

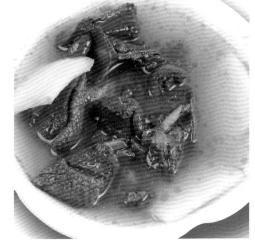

药膳功效

此药膳具有清热解毒、滋阴明目的作用。冬瓜清热解暑，薏苡仁美白养颜，鸭肉清润滋补。此汤清甜可口，是夏季消除暑热的首选。

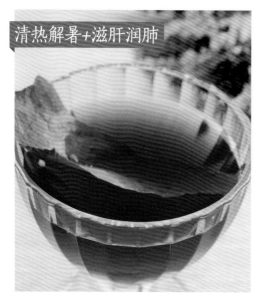

清热解暑+滋肝润肺

药膳功效

本药膳能凉血清热、消暑解热，具有清热解暑、滋肝润肺等多种功效。经常饮用还能清理胃肠、消脂瘦身，是女性减肥的好选择。

荷叶鲜藕茶

材料：

【药材】荷叶 1/2 片。

【食材】莲藕 150 克，冰糖、水各适量。

做法：

❶ 将莲藕、荷叶洗净；荷叶汆烫去涩；鲜藕削皮，切片。

❷ 将莲藕块、荷叶放入锅中，加水至盖过材料，用大火煮沸，搅拌均匀，再次煮沸后转小火，煮约 20 分钟，加冰糖调味即可。

食材百科

莲藕味甘，性寒，清脆微甜，可生食，也可用来做菜。生食能清热化瘀、止渴润燥；熟食有健脾开胃、固精止泻的功效。可用来炖鸡、炖肉，能滋阴补益、强健身体。此外，用其制成的藕粉，既富有营养又易消化，老少皆宜。

绿豆薏仁粥

材料：

【药材】绿豆 10 克，薏苡仁 10 克。
【食材】低脂牛奶 50 毫升，水适量。

做法：

❶ 将绿豆与薏苡仁洗净，泡水 2 小时。

❷ 砂锅洗净，加水，将绿豆与薏苡仁加入水中开大火煮，水沸后转小火，将绿豆煮至熟透，汤汁呈黏稠状。

❸ 加入低脂牛奶搅拌均匀即可。

食材百科

低脂牛奶含有丰富的钙质，还含有蛋白质、维生素 D 和镁，对心脏有益。此外，低脂牛奶的脂肪含量低，适合肥胖人群和高血压病患者饮用。

清热解毒+利尿消暑

药膳功效

绿豆及薏苡仁都有消暑利尿、改善水肿的效果。绿豆还有解毒的效果，能使体内毒素尽快排出。夏天常饮此汤可以起到清热解毒、利尿消暑的作用。

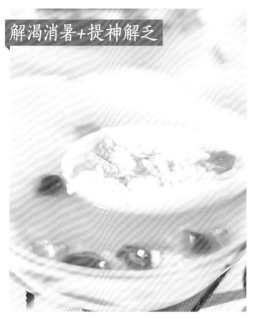

药膳功效

本药膳可补血气、缓解贫血，还有提神解乏、解渴消暑、润肤等功效。

板蓝根西瓜汁

材料：

【药材】板蓝根、山豆根各 8 克，甘草 5 克。

【食材】西瓜 300 克，果糖 2 小匙，水 150 毫升。

做法：

❶ 将药材洗净，沥水，备用。

❷ 全部药材与水置入锅中，以小火加热至沸腾，约 1 分钟后关火，滤取药汁降温备用。

❸ 西瓜去皮，切小块，放入果汁机内，加入晾凉的药汁和果糖，搅拌均匀后倒入杯中即可。

本草详解

板蓝根是菘蓝的根部，具有清热解毒、凉血消肿、利咽的功效，泡水喝可以预防腮腺炎和流行性感冒。它的叶子是大青叶，辛凉解表，能治疗咽喉肿痛、感冒、咳痰发热等症状。

米酒葡萄干

材料：

【药材】红枣 10 克。

【食材】米酒 150 毫升，葡萄干 20 克，冰糖、水各适量。

做法：

❶ 将红枣洗净，去核，再切成小粒。

❷ 锅中加水，下红枣粒、葡萄干煮沸后，再加入米酒。

❸ 待煮至入味后，加入冰糖，继续煮至黏稠即可。

食材百科

葡萄干有补气血、强筋骨、利小便的功效。葡萄干可直接吃，可做成甜品，也可以加入酸奶、蛋糕、米饭中一起食用。需注意，葡萄干含有大量葡萄糖成分，会对糖尿病患者的血糖稳定产生影响，所以不建议糖尿病患者食用葡萄干。

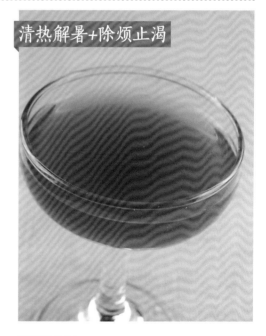

药膳功效

本饮品能清热解暑、除烦止渴、通利小便，对暑热烦渴、热盛伤津、小便不利及咽喉肿痛、口疮等病症有辅助疗效。

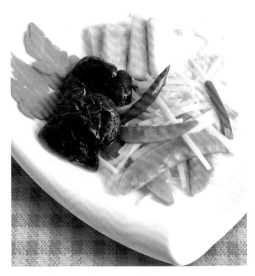

药膳功效

本药膳能清热解毒，具有抗菌消炎、促进新陈代谢和增强免疫力的功效。

百合绿豆凉薯汤

材料：

【药材】百合 150 克。

【食材】凉薯 1 个，猪瘦肉 1 块，绿豆 60 克，盐 3 克，味精 2 克，水适量。

做法：

❶ 百合洗净，泡发；猪瘦肉洗净，切成块。

❷ 凉薯洗净，去皮，切成大块；绿豆洗净。

❸ 将除盐和味精外的所有材料放入煲中，大火煮沸，转用小火煲 15 分钟，加入盐和味精调味即可。

食材百科

凉薯有清肺生津、利尿通乳、解酒毒的功效，主治肺热咳嗽、肺痈、中暑烦渴等症。凉薯的块根肥大，肉洁白，脆嫩多汁，比较美味。可生食，也可熟食。

山药炒豌豆

材料：

【药材】山药 250 克。

【食材】豌豆荚 50 克，冬笋 200 克，香菇、胡萝卜、辣椒、食用油各适量，盐 1/2 小匙，水淀粉 2 小匙，水 1 杯。

做法：

❶ 香菇洗净，划十字；豌豆荚洗净；胡萝卜、辣椒洗净，切片；山药、冬笋洗净，去皮，切片。

❷ 热锅烧油，放入香菇、辣椒片拌炒，然后放入胡萝卜片、山药片、冬笋片同炒。

❸ 加水，收汁后放入豌豆荚，加盐调味，最后加水淀粉勾芡即可。

食材百科

冬笋营养丰富、质嫩味鲜、清脆爽口，具有清热化痰、解渴除烦、利尿通便、养肝明目、消食的功效；对冠心病、高血压病、糖尿病和动脉硬化等有一定的食疗作用。

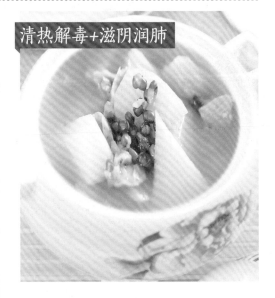

药膳功效

本药膳具有清热解毒、滋阴润肺、生津止渴的功效，对暑热烦渴、湿热泄泻、水肿腹胀者有较好的食疗作用。

第十章

体质调理篇

养生最重要的就是要因人施膳，随着生活水平的提高，人们更加注重以饮食调养来改善体质。其实，不同体质的人，其饮食调养方法是不同的。本章针对七种体质，选择适合每种体质的药材和食材，合理搭配成多款美味药膳，让不同人群能自主选择，以最健康的方式调理身体，收获健康。

药材、食材推荐

人参

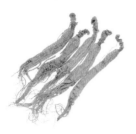

「功效」大补元气，安神益智。

「挑选」香气特异，味微苦、甘者佳。

「禁忌」无论是煎服还是炖服，忌用五金炊具。

灵芝

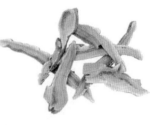

「功效」补气养血，养心安神。

「挑选」以盖面呈黄褐色至红褐色、有同心环带和环沟、并有纵皱纹、表面有光泽者为佳。

「禁忌」儿童慎用。

红花

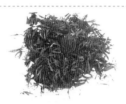

「功效」活血通经，散瘀止痛。

「挑选」花红色或红黄色；质柔软；具特异香气，味微苦；用水泡后，水变金黄色，花不褪色。

「禁忌」孕妇慎服。

当归

「功效」补血调经，活血止血。

「挑选」以主根粗长、油润、外皮颜色为黄棕色、肉质饱满、断面颜色黄白、气味浓郁者为佳。

「禁忌」热盛出血者忌服，湿盛中满及大便溏泄者、孕妇慎服。

百合

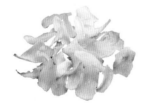

「功效」养阴润肺，清心安神。

「挑选」以瓣匀肉厚、色黄白、质坚、筋少者为佳。

「禁忌」脾虚、便溏者忌用。

陈皮

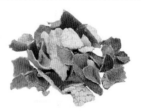

「功效」理气健脾，燥湿化痰。

「挑选」以色泽鲜艳、含油量大、香气浓郁者为佳。

「禁忌」内热气虚、燥咳吐血者忌用。

车前子

「功效」清热利尿，渗湿止泻。

「挑选」呈椭圆形，表面呈棕褐色或黑棕色，以粒大、色黑、饱满者为佳。

「禁忌」肾虚寒者尤应忌之。

川贝母

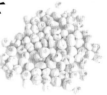

「功效」清热化痰，散结消肿。

「挑选」以颗粒均匀、质地坚实、色泽洁白者为佳。

「禁忌」脾胃虚寒者慎服。

香蕉

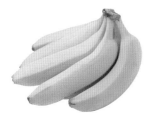

[功 效] 清热解毒，润肠通便。
[挑 选] 挑选香蕉要看颜色，表皮颜色鲜黄光亮，两端带青，表示成熟度较好。
[禁 忌] 畏寒体弱和胃虚者不宜多吃。

柴胡

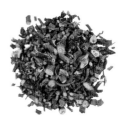

[功 效] 解表退热，疏肝解郁。
[挑 选] 选购柴胡时，以根条粗长、皮细、支根少者为佳。
[禁 忌] 阴虚阳亢、阴虚火旺者忌服。

阿胶

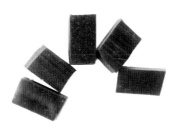

[功 效] 补血止血，滋阴润燥。
[挑 选] 以色乌黑、光亮、透明、无腥臭气者为佳。
[禁 忌] 脾胃虚弱者慎用。

泽泻

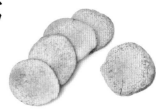

[功 效] 利水渗湿，化浊降脂。
[挑 选] 以个大、质坚实、色黄白、粉性足者为佳。
[禁 忌] 肾虚滑精、无湿热者禁服。

紫甘蓝

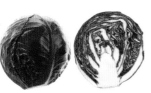

[功 效] 增强体质，宽肠通便。
[挑 选] 以分量沉，叶片包裹紧凑，颜色紫红发亮、有光泽者为佳。
[禁 忌] 无特殊禁忌。

芝麻

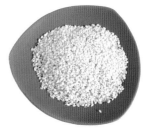

[功 效] 补血明目，益肝养发。
[挑 选] 以色泽鲜亮、纯净，外观白色，大而饱满，皮薄，嘴尖而小者为佳。
[禁 忌] 慢性肠炎、便溏腹泻者忌食。

苹果

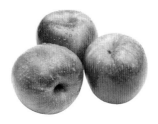

[功 效] 生津润肺，除烦解暑。
[挑 选] 以果实形状饱满，果肉硬脆、无疤痕，且外皮光滑，颜色不混浊者为佳。
[禁 忌] 冠心病、心肌梗死、肾病者慎食。

香瓜

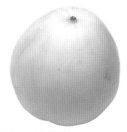

[功 效] 消暑解渴，利尿消肿。
[挑 选] 以形状饱满，瓜皮无损伤疤结，颜色黄白、均匀者为佳。
[禁 忌] 脾胃虚寒、腹胀便溏者忌食。

气虚体质

对症药材		对症食材	
灵芝	黄芪	鹌鹑蛋	牛肉
黄精	人参	花生	南瓜
山药	党参	葡萄	鸡肉
人参		南瓜	

✿ 我们常说"人活一口气，佛为一灶香"，在中医理论中，人活着更是离不开"气"，身体里的"气"不足，就是气虚。

健康诊所

病因探究 气虚体质可由先天禀赋不足引起。有偏食、厌食、过度节食的人，会因营养摄取不足而易出现气虚。工作压力大、精神紧张焦虑、长时间熬夜的人，因为身体消耗过大，也容易形成气虚体质。

症状剖析 畏寒发冷，反复感冒，或低热不愈；精神萎靡，反应迟钝；低血压，心慌，喜静不喜动；四肢无力，易疲劳；食欲不振，便秘但不结硬，或大便不成形。性格内向，容易出现精神抑郁等症状。

本草药典

灵芝

性味 味甘，性平。

挑选 以盖面呈黄褐色至红褐色、有同心环带和环沟、并有纵皱纹、表面有光泽者为佳。

禁忌 不宜大量食用。

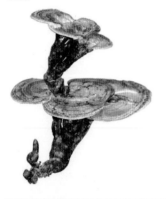

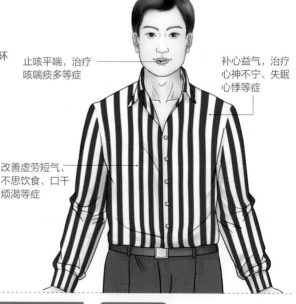

止咳平喘，治疗咳喘痰多等症

补心益气，治疗心神不宁、失眠心悸等症

改善虚劳短气、不思饮食、口干烦渴等症

饮食建议

宜
➔ 多吃糯米、黑米、黍米、燕麦等谷物，多吃南瓜、红枣、桂圆等蔬果。
➔ 日常饮食中，要荤素搭配，营养均衡。

忌
➔ 少吃白萝卜、芹菜、山楂等破气的食物。
➔ 少吃辛辣刺激的食物，如辣椒、生葱、生蒜等。

保健小提示

➔ 气虚的人不适合做剧烈运动，而一些轻度的有氧运动，如散步、慢跑、打羽毛球等适合气虚体质的人。瑜伽动作轻柔舒缓，非常适合气虚的人用来调养身体。

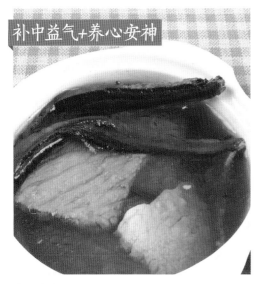

药膳功效

此药膳具有补中益气、补肺益肾、养心安神的功效，对神经衰弱、失眠、食欲不振、慢性肝炎、高血压病、高胆固醇血症、冠心病等患者有益。

黄精炖土鸡

材料：

【药材】黄精、党参、山药各 30 克。

【食材】土鸡 1 只（重约 1000 克），生姜片、川椒、葱段、盐、水各适量。

做法：

❶ 将土鸡洗净，剁成 3 厘米见方的小块，放入沸水中烫 3 分钟捞出洗净；山药去皮，洗净，切片。

❷ 将黄精、党参放入锅中，加水至盖过药材，煮沸后滤取药汁。

❸ 将土鸡块、山药片、生姜片、川椒、葱段、药汁放入砂锅，加水至盖过所有材料，大火煮沸后转小火，焖煮约 3 小时，加盐调味即可。

食材百科

川椒有温中散寒、除湿止痛、杀虫、解鱼腥毒等功效，适用于心腹冷痛、呕吐呃逆、咳嗽气逆、风寒湿痹、泄泻痢疾等症。

灵芝黄芪炖肉

材料：

【药材】灵芝适量，黄芪 15 克。

【食材】猪瘦肉 500 克，料酒、葱、生姜、盐、胡椒粉、水各适量。

做法：

❶ 将灵芝、黄芪洗净，润透，切片；葱、生姜洗净，切末；猪瘦肉洗净，放入沸水中汆烫去血水，再用水洗净，切片。

❷ 将灵芝片、黄芪片、猪瘦肉片、葱末、生姜末、料酒同入碗内，注入适量水，隔水炖煮，煮沸后，撇去浮沫，改用小火炖，炖至猪瘦肉熟烂，加盐、胡椒粉调味即成。

食材百科

胡椒粉以干胡椒或配以其他辅料碾压而成，分为黑胡椒粉和白胡椒粉两种，性热，味辛辣芳香，烹调用于除腥味，增加香味。

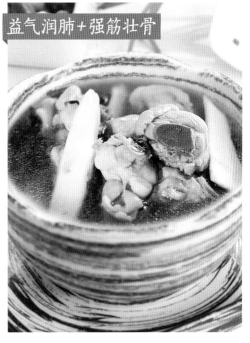

药膳功效

本药膳具有益气润肺、强筋壮骨等功效，对脾胃虚弱、体倦无力者有益。

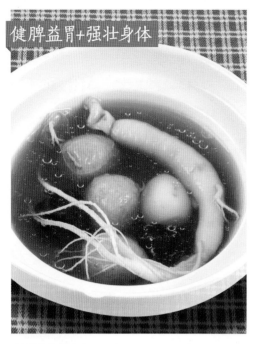

药膳功效

本药膳可健脾益胃、强壮身体，对体质虚弱、贫血、月经不调、脾胃不足等症有益。

苁蓉羊肉粥

材料：

【药材】肉苁蓉 6~9 克。

【食材】羊肉 60 克，大米 100 克，生姜 3 片，盐、葱白末、水各适量。

做法：

❶ 将肉苁蓉洗净，放入锅中，加入适量水，煎煮成汤汁，去渣备用。

❷ 羊肉洗净，汆烫一下，去除血水，再洗净，切丝；大米淘洗干净，备用。

❸ 在肉苁蓉汁中加入备好的羊肉丝、大米同煮，煮至黏稠后加入葱白末、生姜片、盐调味即可。

食材百科

葱白药食同源，是百合科多年生草本植物葱近根部的鳞茎，也是家庭常用的蔬菜。葱白可作为多类食物的配料，也可直接蘸酱食用，有散寒发汗的功效。

人参鹌鹑蛋

材料：

【药材】人参 7 克，黄精 10 克。

【食材】鹌鹑蛋 12 个，盐、白糖、食用油、淀粉、高汤、酱油、水各适量。

做法：

❶ 将人参煨软，蒸 2 次后收取滤液，再将黄精煎 2 遍，取其浓缩液与人参液调匀。

❷ 鹌鹑蛋煮熟去壳，一半与药汁、盐腌 15 分钟，另一半用油炸成金黄色备用。另用小碗把高汤、白糖、酱油、淀粉调成汁。

❸ 将鹌鹑蛋和调好的汁一起下锅翻炒，连同汤汁起锅，再加入腌好的另一半鹌鹑蛋、人参和黄精即可。

食材百科

鹌鹑蛋对神经衰弱、月经不调、高血压病等疾病有调补作用，还可用于养颜、美肤。鹌鹑蛋一般要先煮熟，然后剥掉外壳，再与其他食材搭配做成菜肴。

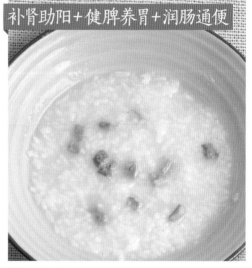

药膳功效

这道粥品具有补肾助阳、健脾养胃、润肠通便的功效，对肾气虚衰所导致的男子阳痿、遗精、早泄，女子不孕，腰膝冷痛，尿频、夜间多尿等症有辅助疗效。

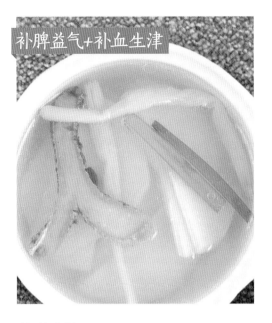

药膳功效

本药膳可补脾益气、补血生津，对体质虚弱、气血不足、体虚盗汗等患者有益。

党参煮土豆

材料：

【药材】党参 15 克。

【食材】土豆 300 克，料酒、葱各 10 克，生姜 5 片，盐 3 克，香油 15 克，水适量。

做法：

❶ 将党参洗净，切片；土豆去皮，洗净，切薄片；葱洗净，切段。

❷ 将党参片、土豆片、生姜片、葱段、料酒一同放入炖锅，加水，置大火上煮沸，再改用小火烧煮 35 分钟，加入盐、香油调味即成。

食材百科

香油即具有浓郁或显著香味的芝麻油，具有补虚、润肠通便、润嗓利咽的功效。香油应置于玻璃瓶中，拧紧瓶盖，置避光处保存。

黄芪牛肉蔬菜汤

材料：

【药材】黄芪 25 克。

【食材】牛肉 500 克，番茄 2 个，西蓝花、土豆各 1 个，盐 2 小匙，水适量。

做法：

❶ 牛肉切大块，放入沸水氽烫，捞起，冲净；土豆去皮，洗净，切块；番茄洗净，切块；西蓝花切小朵，洗净。

❷ 将牛肉块、土豆块、黄芪一起放入锅中，加水至盖过所有材料，以大火煮沸后，转用小火续煮 30 分钟，然后再加入西蓝花、番茄块续煮至熟后，加盐调味即可。

食材百科

土豆含有丰富的 B 族维生素，有助于延缓人体衰老。另外，土豆富含膳食纤维、蔗糖，有助于调节血液中胆固醇的含量。

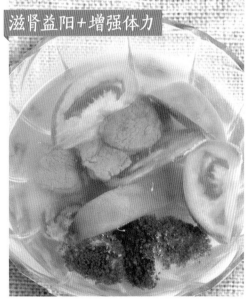

药膳功效

本药膳可滋肾益阳、调理气血、增强体力、强筋健骨，能够辅助治疗气虚衰弱、身体乏力等症。

体质调理篇

气滞体质

对症药材		对症食材	
青皮	枳实	草莓	金针菜
陈皮	柴胡	香菜	金橘

枳实

金橘

※ 人体内的气维持着生命活动。气就像河水一样，在不断地运行，如果阻滞不动了，就是气滞。

健康诊所

病因探究 气虚的人更容易诱生气滞体质。长期精神紧张焦虑，思虑过度，也会使肝气郁结、运化失常而导致气滞。久静不动，运动不足，受寒受冷，血液循环减慢，也是形成气滞体质的原因。

症状剖析 偏头痛，失眠多梦；眼睛发红、疼痛，口苦；身体疼痛，多为窜痛，时轻时重；胃肠胀满，易打嗝排气，或者胃痛；月经周期紊乱，经前期下腹部和乳房发胀。

本草药典

陈皮

性味 味辛、苦，性温。
挑选 以橙红色或红棕色、有细皱纹、质稍硬而脆者为佳。
禁忌 气虚证、阴虚燥咳、内有实热者慎服。

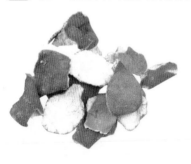

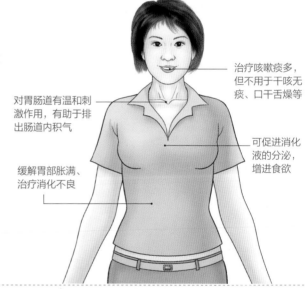

对胃肠道有温和刺激作用，有助于排出肠道内积气

缓解胃部胀满、治疗消化不良

治疗咳嗽痰多，但不用于干咳无痰、口干舌燥等

可促进消化液的分泌，增进食欲

饮食建议

宜
- 适量饮酒，酒有行气活血、疏肝解郁之效。
- 适宜食用行气养肝的食物，如香菜、金针菜、山楂、金橘、槟榔等。
- 多吃有健胃消食作用的食物，如葡萄、草莓、甜橙、辣椒酱、小米粥等。

忌
- 酸味食物不宜一次食用过量。

保健小提示

- 练习太极拳有助于行气健体：太极拳运动量适中，能促进血液回流，促进心肌的功能，从而增强心脏的收缩力，有利于气血循环，长期坚持能有效改善气滞体质。

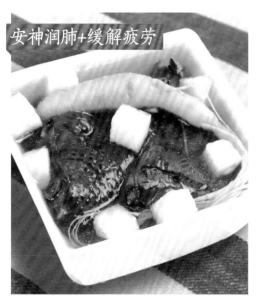

安神润肺+缓解疲劳

药膳功效

本药膳具有安神润肺、缓解疲劳的作用，对头晕眼花、面色暗淡、皮肤干燥、烦躁、失眠多梦等有辅助治疗作用。

陈皮丝炒猪肝

材料：

【药材】陈皮 5 克。

【食材】猪肝 60 克，青椒丝、红椒丝各 2 克，葱丝、淀粉各 5 克，葡萄酒、食用油各 5 毫升，冰糖 10 克，淀粉、盐、温水各适量。

做法：

❶ 陈皮用温水泡 10 分钟，切丝；猪肝洗净，切片后加入葡萄酒，用淀粉拌匀，放入食用油搅匀。

❷ 起油锅，转中火，放入猪肝片拌炒至略熟，加入青椒丝、红椒丝翻炒至熟，然后加入冰糖、陈皮丝炒匀，起锅前加盐调味，撒入葱丝即成。

食材百科

葡萄酒可滋阴补血、益气健脾，适用于心血亏虚、脾虚气弱所致的心悸心烦、面色无华、干咳劳嗽、肌肤粗糙等症。

人参雪梨乌鸡汤

材料：

【药材】人参 10 克，红枣 5 颗，女贞子适量。

【食材】乌鸡 300 克，雪梨 1 个，盐 5 克，食用油、水各适量。

做法：

❶ 雪梨洗净，去核，切块；乌鸡洗净，剁成小块，焯水；红枣、人参、女贞子洗净。

❷ 锅中加油烧热，投入乌鸡块，爆炒后加适量水，再加雪梨块、红枣、人参、女贞子，一起以大火炖 30 分钟，加盐调味即可。

本草详解

女贞子可滋补肝肾、清热明目，适用于腰膝酸痛、须发早白、阴虚内热、盗汗遗精、头晕目眩等症。优质的女贞子呈黄棕色，具纵棱，肾形，紫黑色，富油性。

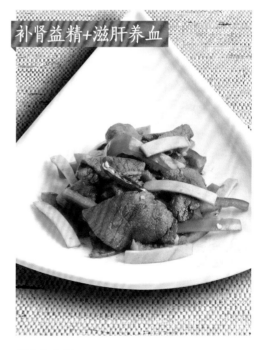

补肾益精+滋肝养血

药膳功效

本药膳可补肾益精、滋肝养血、润燥、健脾胃。

血虚体质

对症药材		对症食材	
红枣	黄芪	乌鸡	橙子
当归	阿胶	菠菜	樱桃
鹿茸	熟地黄	黑豆	鸡肝

当归 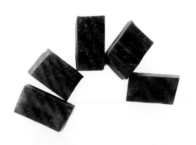　樱桃

❀　血即循行于脉内的红色液态样物质，如果体内某些物质缺乏，血就会亏虚不足，这就是血虚。

健康诊所

病因探究 血虚体质可能由过度劳累或过度用脑引起。人体只有吸收尽可能多的食物精华，才可能气血旺盛，因此脾胃不好、消化不良的人容易血虚。生活中的不节制，如人流手术、纵欲过度等也是导致血虚的原因。

症状剖析 头发枯黄，脱发掉发，少白头；皮肤干燥，过早产生皱纹；脸色苍白无光泽，唇色淡白，眼睑淡白少泽；身体偏瘦，月经量少、延期甚至经闭，大便燥结，小便不利。

本草药典

阿胶

性味 味甘，性平。
挑选 以色乌黑、光亮、透明、无腥臭气、经夏不软者为佳。
禁忌 脾胃虚弱者慎用。

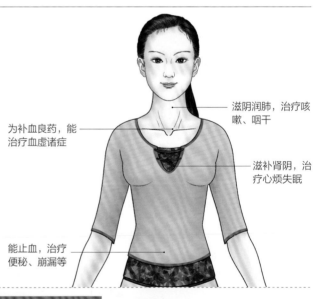

滋阴润肺，治疗咳嗽、咽干

为补血良药，能治疗血虚诸症

滋补肾阴，治疗心烦失眠

能止血，治疗便秘、崩漏等

饮食建议

宜

➲ 多吃黑色的食物，如黑米、黑豆、黑枣、黑芝麻、豆豉、黑木耳、乌鸡等。
➲ 多吃红色的食物有助于补血，如红枣、胡萝卜、番茄、枸杞子等。
➲ 多吃一些瘦肉、动物肝脏、鱼类等蛋白质含量丰富的食物。
➲ 多吃炖菜、汤菜、粥羹，其中的营养成分更容易被吸收。

保健小提示

➲ 血虚体质不适合选择完全素食的饮食结构，蔬菜和水果中虽然维生素含量丰富，但蛋白质相对较少，不能满足人体的需要，所以要适当地增加膳食中鱼、肉、蛋、奶的比例。

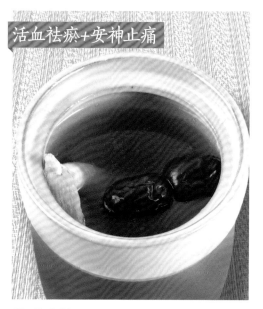

活血祛瘀+安神止痛

药膳功效

本药膳能活血祛瘀、宁心安神、止痛、促进血液循环，对贫血、肝炎、失眠、乏力有一定的辅助疗效。

参芪梅子茶

材料：

【药材】黑枣 5 颗，丹参、黄芪各 75 克。

【食材】紫苏梅 5 颗，冰糖 2 大匙，沸水适量。

做法：

❶ 将黑枣、丹参、黄芪与紫苏梅放入杯中，冲入沸水，盖上杯盖闷约 10 分钟。

❷ 加入冰糖搅拌至溶化即可。

食材百科

紫苏梅的做法是将梅子洗净，用浓盐水浸泡三五天后，除掉梅子的涩味，捞出装入罐中，放入和梅子等量的白糖，待数天后梅汁淹过梅子，将风干的紫苏叶撕碎均匀撒入，腌制月余，梅子变成粉红色即可。

归芪补血乌鸡汤

材料：

【药材】当归 25 克，黄芪 25 克。

【食材】乌鸡 1 只，水 6 杯，桑葚、盐各适量。

做法：

❶ 将乌鸡剁块，放入沸水中氽烫，捞起，冲净；桑葚洗净。

❷ 乌鸡块和当归、黄芪一起入锅，加水，以大火煮沸，放入桑葚，再转小火续炖 25 分钟。

❸ 加盐调味即成。

食材百科

桑葚具有滋阴补血、生津、润肠等功效，常食桑葚还可以明目，缓解眼睛疲劳、眼睛干涩的症状。桑葚表面不易洗净，可以用自来水多冲洗一会儿，用淡盐水或淘米水浸泡更好。

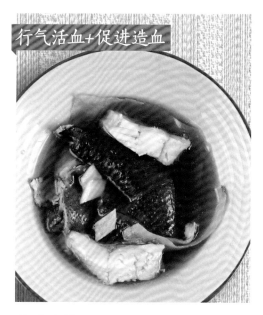

行气活血+促进造血

药膳功效

当归搭配黄芪能行气活血、调理气血两虚之症。此汤品有补血功能，能促进造血，加速血液循环和新陈代谢。

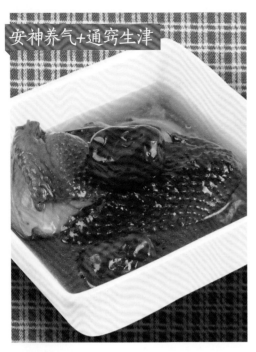

安神养气+通窍生津

药膳功效

本药膳具有安神养气、通窍生津的功效，是适合血虚体质者的滋补佳品。

鹿茸炖乌鸡

材料：

【药材】鹿茸 10 克，红花适量。

【食材】乌鸡 250 克，盐、沸水各适量。

做法：

❶ 将乌鸡洗净，切块，汆烫备用；将乌鸡块与鹿茸、红花一起置炖盅内。

❷ 加适量沸水，用小火隔水炖熟，加盐调味即成。

本草详解

红花具有活血通经、散瘀止痛等功效；适用于血滞经闭、痛经，产后瘀滞腹痛，癥瘕积聚，胸痹心痛，血瘀腹痛等症。优质的红花花冠长，色红、鲜艳，质柔软无枝刺。

红枣乌鸡汤

材料：

【药材】红枣 20 颗，枸杞子 5 克，桑枝 10 克。

【食材】乌鸡半只，绿茶 10 克，盐、香油、水各适量。

做法：

❶ 将红枣洗净，用水泡软；乌鸡洗净，剁块，汆烫；绿茶用棉布袋装好。

❷ 将乌鸡块放入锅中，接着放入绿茶包、枸杞子、红枣、桑枝，并加水至盖过所有材料。

❸ 以大火煮沸后转小火慢熬 1 小时，放盐调味，淋入香油即可。

本草详解

桑枝可祛风除湿、通经活络，适用于风寒湿痹、筋脉拘挛、肌肤瘙痒等症。优质的桑枝表面呈灰黄色或黄褐色，有多数黄褐色点状皮孔及细纵纹，质坚韧，不易折断。

补养精血+强筋健骨

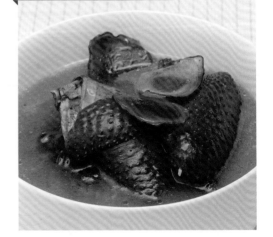

药膳功效

本药膳能补养精血、强筋健骨、益肾，对宫冷、肾虚不孕、月经不调、经血色淡量少、小腹冷感、腰膝酸软等症有益。

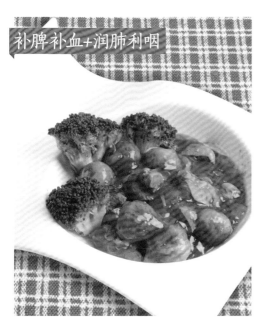

无花果炒鸡肝

材料：

【药材】无花果干 3 个。

【食材】鸡肝 3 副，白糖 1 大匙，西蓝花 3 小朵，食用油 1 小匙，水适量。

做法：

❶ 鸡肝洗净，放入沸水中氽烫，捞起沥干，切片；无花果干洗净；西蓝花洗净，焯熟备用。

❷ 平底锅加油烧热，放入鸡肝片、无花果干，翻炒至鸡肝干熟透、无花果飘香，盛盘，放上西蓝花装饰。

❸ 白糖加适量水，置锅中煮至溶化，淋在鸡肝片上调味即可。

药膳功效

本药膳具有补脾补血、润肺利咽等功效。无花果有帮助消化的作用，不仅能开胃、助消化，还能止腹泻。

食材百科

新鲜无花果含有大量钾元素和膳食纤维；无花果干所含的营养成分更加集中，且风味独特，尤其适合作为肉类的配菜。

红枣枸杞鸡汤

材料：

【药材】枸杞子 30 克，党参 3 根，红枣 5 颗。

【食材】鸡肉 300 克，生姜 1 块，葱 2 根，蜜枣 3 颗，香油 10 毫升，盐 8 克，酱油、料酒各 5 毫升，胡椒粉、水各适量。

做法：

❶ 将鸡肉洗净后剁成块状，氽烫捞起备用；红枣、枸杞子、党参洗净；生姜洗净，切片；葱洗净，切段。

❷ 将做法❶的材料和蜜枣入水炖煮，加盐、酱油、胡椒粉、料酒煮 10 分钟。

❸ 转小火稍炖，淋上香油即可。

食材百科

蜜枣含有大量蛋白质、碳水化合物和维生素 C，有补血、健胃、益肺、调胃之功效，对老人、儿童、产妇皆有滋补作用。

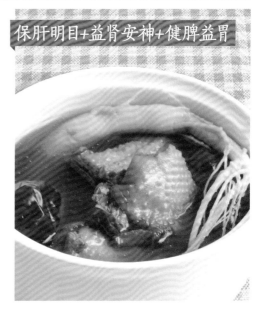

药膳功效

本药膳汤水清淡，味道香浓，能保肝明目、益肾安神、健脾益胃。食用乌鸡可以延缓衰老、强筋健骨、补气养血。

血瘀体质

※ 若寒邪入血致使寒凝血滞，或情志不遂、久病体虚、阳气不足，都会导致瘀血证，形成血瘀体质。

对症药材		对症食材	
川芎	桃仁	黑豆	鸡蛋
红花	益母草	糙米	黑木耳
丹参	当归	红枣	山楂
桃仁		黑木耳	

健康诊所

病因探究 长时间陷于某种坏情绪中，造成体内气血失调，脏腑功能失常，会形成血瘀体质。多静少动，平常不锻炼身体，饮食过于油腻，环境寒冷等因素都会导致血瘀体质的形成。

症状剖析 面色晦暗，肤质粗糙，雀斑色斑多，嘴唇颜色偏暗，有黑眼圈；慢性关节痛、肩膀发酸、头痛；胃部感觉饱胀；牙龈出血，皮下毛细血管明显，下肢静脉曲张。

本草药典

红花

性味 味辛，性温。
挑选 质柔软、具特异香气者佳。
禁忌 有出血倾向者慎用。

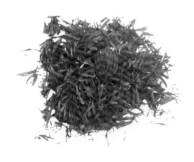

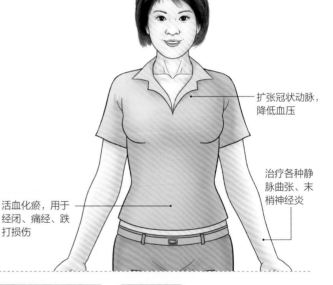

扩张冠状动脉，降低血压

治疗各种静脉曲张、末梢神经炎

活血化瘀，用于经闭、痛经、跌打损伤

饮食建议

宜
- ➔ 多吃能行气活血的食物，如山楂、玫瑰花、金橘、油菜、木瓜等。
- ➔ 气血充足能避免瘀血，多吃能生血养血的食物，如红枣、木耳、丝瓜等。
- ➔ 适宜多吃菌类，能带走肠壁上堆积的脂肪

忌
- ➔ 避免吃油腻的食物。

保健小提示

➔ 晚上洗热水澡，能辅助改善血瘀体质。血遇热则旺行，因此血瘀体质的人，不妨洗洗热水澡。此外，常洗澡还能辅助治疗消化不良、胃溃疡、便秘、头痛等多种疾病。

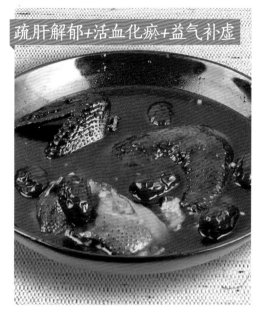

药膳功效

本药膳可疏肝解郁、活血化瘀、益气补虚，对气滞血瘀型月经量少、色暗、痛经的患者有很好的食疗作用。

丹参桃红乌鸡汤

材料：

【药材】丹参 15 克，红枣 10 颗，红花 25 克，桃仁 5 克。

【食材】乌鸡肉 200 克，盐 2 小匙，水 6 杯。

做法：

❶ 将红花、桃仁装在棉布袋内，扎紧；乌鸡肉洗净，剁块，汆烫，捞起；红枣、丹参冲净。

❷ 将除盐外的材料盛入煮锅，煮沸后转小火炖约 20 分钟，加盐调味即成。

本草详解

桃仁可活血祛瘀、润肠通便、止咳平喘，适用于经闭痛经、癥瘕块、肺痈肠痈、跌仆损伤等症。优质桃仁呈扁长卵形，表面呈黄棕色至红棕色，密布颗粒状突起。

黑豆桂圆汤

材料：

【药材】桂圆肉 15 克，红枣 5 颗。

【食材】黑豆、糙米各 30 克，白糖 2 小匙，水 1000 毫升。

做法：

❶ 红枣洗净，切开去除枣核；黑豆、糙米洗净，分别泡发，待用。

❷ 将黑豆、糙米、红枣、桂圆肉放入锅中，加水，煮沸后以小火再煮 30 分钟，加入白糖后代茶饮。

食材百科

糙米具有提高人体免疫力、加速血液循环、加速肠蠕动等功效。煮糙米前宜淘洗干净后用冷水浸泡过夜，然后连浸泡的水一起煮，这样药用效果更好。

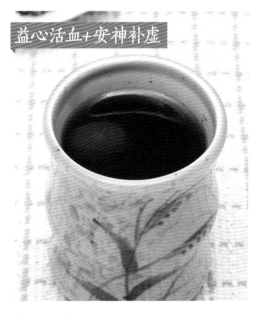

药膳功效

本药膳有益心活血、安神补虚等功效，对久病体虚、阳气不足等症有辅助疗效。

阴虚体质

对症药材		对症食材	
玉竹	北沙参	紫米	芹菜
百合	麦冬	银耳	苜蓿芽
百合		芹菜	

✿ "阴"是指人身体里的各种津液，当人体里的各种津液减少时，身体阴亏虚，就会形成阴虚体质。

健康诊所

病因探究 熬夜会造成身体里阴气不足，发生阴虚。如果吃的东西过于香燥生热，生了"内火"，伤了身体里的"阴"，也会导致阴虚。阴虚会随着衰老而出现。

症状剖析 面颊偏红或潮红，经常口干，容易上火、口腔溃疡；喜冷食，易饥饿；手心、脚心容易发热冒汗；女性月经不调，月经过少，甚至闭经；体型消瘦，常常失眠，脾气暴躁。

本草药典

石斛

性味 味甘，性微寒。

挑选 以身长、条匀、干燥、色金黄、有光泽、质致密柔韧者为佳。

禁忌 湿温病未化燥者、脾胃虚寒者禁服。

养阳生津，滋阴清热

与生地黄、胡黄连配伍，能治肾虚火旺

补五脏虚劳羸瘦，强阴，久服厚胃肠

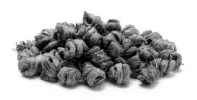

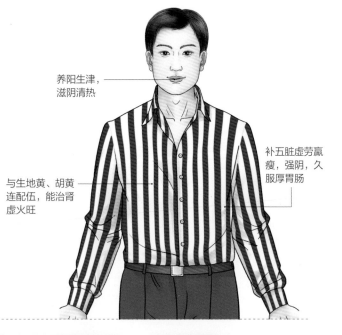

饮食建议

宜
- 饮食应以清淡为宜。很多蔬菜都能清热祛火，如白菜、黄瓜、茄子、苦瓜等。
- 大部分鱼类、贝类都适合被列入阴虚体质人的菜单，如鲫鱼、干贝、蛤蜊、蚌肉等。

忌
- 不适合吃牛肉、羊肉等热性食物。

保健小提示

➔ 阴虚的人不适合吃麻辣火锅，可以清淡的海鲜火锅代替。喜欢吃辣的人，要注意"吃熟不吃生"，因为辣味会随着烹饪消失，如葱、姜、蒜等煮熟后辣味就会减轻。

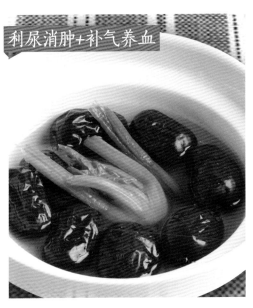

糖枣芹菜汤

材料：

【药材】红枣 10 颗。

【食材】芹菜 250 克，红薯 50 克，冰糖 2 大匙，水 3 杯。

做法：

❶ 红枣洗净，以水泡软捞起，加 3 杯水煮汤，并加冰糖同煮。芹菜去根和老叶（鲜嫩叶要保留），洗净；红薯洗净，去皮，切丁。

❷ 待红枣熬至软透出味，约剩 2 杯汤汁，加入红薯丁、芹菜段，煮至食材熟透即可。

食材百科

红薯中的黏液多糖体物质能保持血管弹性，预防动脉血管硬化，还可润滑肠道，帮助排便。红薯营养丰富、味道鲜美，易消化，可酿酒，也可作粮充饥，所以有的地区将它作为主食。

药膳功效

本药膳能利尿消肿、补气养血、健脾益胃安神。红枣和芹菜搭配，既能调中安神，又能消暑清热，是夏季祛暑的上佳膳食。

紫米甜饭团

材料：

【药材】枸杞子 5 克。

【食材】紫糯米 200 克，燕麦片 3 克，红豆、萝卜干各 5 克，罐头玉米粒、素肉松各 10 克，南瓜子 8 克，苜蓿芽 20 克，水适量。

做法：

❶ 紫糯米、红豆、枸杞子洗净，泡水至软；待紫糯米、红豆泡软后，与燕麦片一起放入电饭锅，加水焖熟；苜蓿芽洗净，放入沸水中略烫后放凉。

❷ 将紫糯米饭平铺于耐热塑料袋上，再将素肉松、罐头玉米粒、南瓜子、苜蓿芽与萝卜干、枸杞子铺于紫糯米上，最后用塑料袋将所有食材包成饭团即可。

食材百科

燕麦片具有健脾益气、养胃润肠的功效，可以增强人的体力、促进血液循环。

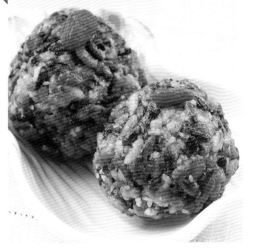

药膳功效

紫糯米含有铁、锌、钙、磷等人体所需元素，配合多样蔬菜和坚果类食品一起食用，是一道营养又健康的美味药膳，有滋阴润肺、强精补肾的作用。

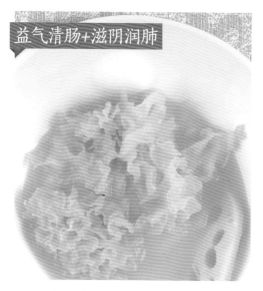

药膳功效

银耳性平，无毒，既有补脾开胃的功效，又有益气清肠的作用，还可以滋阴润肺。酸奶可增强人体免疫力、调节血清胆固醇的水平。二者结合可增强体质，有益身体健康。

银耳优酪羹

材料：

【药材】银耳 10 克，魔芋 50 克。

【食材】原味酸奶 120 克，蜂蜜 20 毫升，水 600 毫升，白糖、莲藕片各适量。

做法：

❶ 银耳泡入水中发胀软化，洗净，剪去硬根部，叶片的部分剥成小片状，切小片。

❷ 魔芋加水置入锅中，以小火煮沸，约 2 分钟后关火，滤取药汁备用。

❸ 药汁倒入锅中，加入银耳片、莲藕片煮沸，放入白糖搅拌溶化后关火，稍晾凉后加蜂蜜拌匀，搭配原味酸奶即可食用。

食材百科

酸奶能增加胃酸的分泌，增强消化能力，增进食欲。经常食用酸奶，可以补充营养，防治动脉硬化、冠心病，调节血中胆固醇。

百合豆沙糕

材料：

【药材】百合 15 克。

【食材】扁豆 15 克，琼脂粉 20 克，绿豆沙 200 克，麦芽糖 50 克，细粒冰糖 30 克，蜂蜜 50 毫升，冷开水 100 毫升。

做法：

❶ 琼脂粉、细粒冰糖一起拌匀，加入冷开水，拌匀备用。

❷ 百合、扁豆洗净，加水煮软，放入果汁机中打成泥状，再倒入锅中，加入做法 ❶ 的材料拌匀，上锅熬煮，加入绿豆沙、麦芽糖、蜂蜜。

❸ 倒入模型中，待凉冷冻即可。

食材百科

麦芽糖中的酶可以软化肉质，烹调时可以代替白糖、红糖、味精等使用。

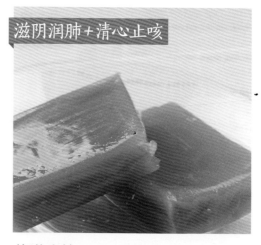

药膳功效

此药膳具有滋阴润肺、清心止咳的功效。百合具有润肺止咳、清心安神、补中益气、滋阴的功效；扁豆可以补气强身、健脾和胃；绿豆能清热利尿、清热解毒、凉血止血，其所含蛋白质、磷脂均有兴奋神经、增进食欲的功效。

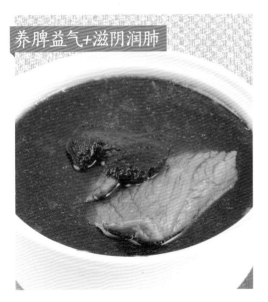

养脾益气+滋阴润肺

黄精炖猪肉

材料：

【药材】黄精 50 克。

【食材】猪瘦肉 200 克，生姜片、料酒、盐、洋葱末、水各适量。

做法：

❶ 将黄精、猪瘦肉洗净，分别切成小块。

❷ 将黄精块、猪瘦肉块放入锅内，加适量水，放入生姜片、洋葱末、料酒。

❸ 隔水炖蒸，待猪瘦肉块熟后加盐调味即可。

药膳功效

本药膳具有养脾益气、滋阴润肺的功效，对阴虚体质、平时因调养不当或心脾阴血不足导致的食少、失眠等病症有辅助疗效。

食材百科

洋葱具有散寒、健胃、发汗、祛痰、杀菌的功效，常食可以长期稳定血压、保护人体动脉血管。切洋葱前把刀放在冷水里浸一会儿，再切就不会刺眼睛了。

银耳橘子汤

材料：

【药材】干银耳 15 克。

【食材】橘子半个，冰糖 1 小匙，水 3 杯。

做法：

❶ 将干银耳泡软，洗净，去硬蒂，切小片备用；橘子剥开取瓣状。

❷ 锅内倒入水，放入银耳片煮沸，转小火再煮 30 分钟。

❸ 加入冰糖拌匀，最后放入橘子瓣略煮即可。

食材百科

橘子味甘，性平，有健胃理气、化痰止咳、通经络、消水肿等功效。不仅橘子富有营养，橘皮阴干之后，就是常用的中药陈皮，可化湿祛痰、解毒止咳、治疗咳嗽痰多等症。

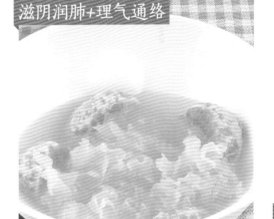

滋阴润肺+理气通络

药膳功效

本药膳能滋阴润肺、理气通络，对改善阴虚咳嗽、脾胃虚弱有很好的效果。此外，还有美容养颜、保湿润肤的作用。

体质调理篇

199

痰湿体质

✿ 水在人体内担负着输送各种营养物质的重任。当身体新陈代谢较差时，水分无法正常代谢而在身体内积滞，这就是痰湿。

对症药材		对症食材	
莲子	泽泻	猪小肠	鸡蛋
芡实	伏苓	排骨	豌豆
薏苡仁	白扁豆		

芡实 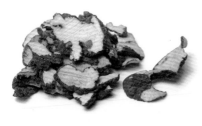   豌豆

健康诊所

病因探究 肥甘厚腻的饮食容易伤脾，脾的运化功能减弱，长期滞留的水湿就成了痰湿；长时间生活在潮湿的环境中，外湿内侵；或者不喜欢运动，都会使人的体质偏向于痰湿。

症状剖析 身体虚胖，容易出汗，汗液黏腻；面色暗黄，眼睛微肿，油性皮肤，脱发；常有痰，食欲减退，恶心，甚至反胃、呕吐；夜间尿频，尿量多、颜色淡，女性会白带过多。

本草药典

猪苓

性味 味淡，性平。

挑选 以个大、外皮黑色、断面白色、较重者为佳。

禁忌 内无水湿及小便过多者忌用。

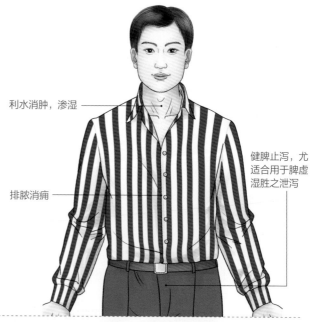

利水消肿，渗湿

健脾止泻，尤适合用于脾虚湿胜之泄泻

排脓消痈

饮食建议

宜
- 多吃些健脾养胃的食物，如山药、香菇、银耳、南瓜、胡萝卜、鱼类等。
- 选择化痰祛湿的食物，以消除体内淤积的水湿，如蒜、茼蒿、柿子、杏仁、苹果、甘蔗等。
- 苦味食物一般具有清热、泻火、泻下、燥湿及降逆的作用，对祛除身体里的湿热有效果。

保健小提示

- 痰湿体质的人平时要经常运动，运动的强度以感到身体出汗，才能有效果。可以选择竞走、跑步、打球等中等强度的运动。另外还要注意居室不可过于潮湿，应经常通风。

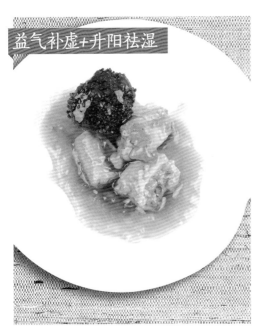

益气补虚+升阳祛湿

药膳功效

本药膳有益气补虚、升阳祛湿的功效，对气血不足、脾肺虚弱、疲倦乏力、气短心悸等症有辅助疗效。

党参黄芪蒸排骨

材料：

【药材】党参、黄芪、八角各1克。

【食材】排骨120克，葱段5克，生姜片3克，水1杯，米酒、豆腐乳、酱油、冰糖、淀粉、西蓝花、食用油各适量。

做法：

❶ 排骨洗净，切块，入油锅炸至金黄色；党参、黄芪、八角放入锅中，加水以小火煎煮20分钟，捞出药材，加入米酒、豆腐乳、酱油、冰糖、淀粉，煮沸成酱汁；西蓝花洗净，焯水备用。

❷ 在蒸锅底铺上葱段、生姜片，放上排骨块蒸1小时，然后将排骨块装盘，放上西蓝花，淋上做法❶的酱汁即可。

食材百科

豆腐乳的制作经过了霉菌的发酵，使蛋白质的消化吸收率更高，维生素含量更丰富。

芡实莲子薏仁汤

材料：

【药材】芡实、干莲子、薏苡仁各100克，茯苓、山药各50克

【食材】猪小肠500克，盐2小匙，米酒30毫升，水适量。

做法：

❶ 将猪小肠洗净，汆烫后，剪成长段；山药去皮，洗净，切片；干莲子、薏苡仁、芡实洗净。

❷ 将所有药材和猪小肠段一起放入锅中，加水，以大火煮沸，再转小火炖煮约30分钟，快熟时加入盐调味，淋入米酒即可。

食材百科

猪小肠有润燥、补虚、止渴、止血之功效，可用于辅助治疗虚弱口渴、脱肛、痔疮、便秘等症。

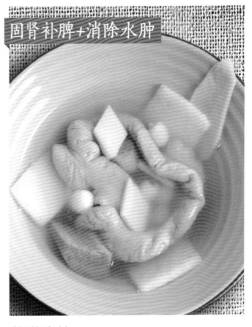

固肾补脾+消除水肿

药膳功效

本药膳有固肾补脾、消除水肿的功效，常喝此汤能很好地排出体内的湿气。

免疫力低下

当人体免疫功能失调，或者免疫系统不健全时，很多健康问题就会反复发作。

对症药材		对症食材	
党参	山药	香菇	豌豆
茯苓	灵芝	海带	龟
红枣	黄芪	黑芝麻	紫菜

党参

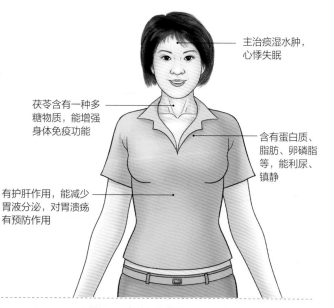

黑芝麻

健康诊所

病因探究 免疫力低下的身体易被感染或患癌症；免疫反应异常也会对身体产生不良影响，如引发过敏反应、自身免疫疾病等。各种原因使免疫系统不能正常发挥保护作用，都属于免疫力低下。

症状剖析 在此情况下，极易招致细菌、病毒、真菌等感染，因此免疫力低下最直接的表现就是容易生病。

本草药典

茯苓

性味 味甘、淡，性平。

挑选 以体重坚实，外表呈褐色而略带光泽，无裂隙，皱纹深，断面色白、细腻，嚼之黏性强者为佳。

禁忌 虚寒精滑或气虚下陷者忌服。

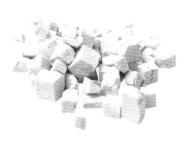

主治痰湿水肿，心悸失眠

茯苓含有一种多糖物质，能增强身体免疫功能

含有蛋白质、脂肪、卵磷脂等，能利尿、镇静

有护肝作用，能减少胃液分泌，对胃溃疡有预防作用

饮食建议

宜

- 蛋白质是合成免疫蛋白的主要原料，应适当多吃蛋白质含量丰富的食物，如瘦肉、奶类、鱼虾类和豆类等。
- 喝茶也能调动人体免疫细胞抵御病毒、细菌及真菌。
- 多吃富含维生素C的水果、蔬菜，如草莓、番茄、黄瓜、胡萝卜等。

保健小提示

每天运动30分钟，每周5次，免疫细胞数目会增加，抵抗力也会增强。运动要适量，只要心跳加速即可，晚餐后散步就很适合，太过激烈或时间过长的运动反而会抑制免疫系统的功能。

强身健体+增强免疫力

药膳功效

本药膳具有强身健体、增强免疫力之功效。黑豆含有多种微量元素，对人体的生长发育、新陈代谢等均具有重要的作用。

蔬菜鲜饭团

材料：

【药材】黄芪、党参各 10 克，枸杞子适量。

【食材】黑芝麻 5 克，海带 30 克，大米 1 杯，紫菜 1 张，白糖、沙拉酱各 1 大匙，水适量。

做法：

❶ 将黄芪、党参分别洗净，用棉布袋包起，熬煮出汤汁，再放入洗净的海带煮熟，过滤出汤汁；紫菜剪成小片。

❷ 大米洗净，取 1 杯备好的汤汁浸泡 30 分钟后一起放入电饭锅，煮成白饭，趁热拌入白糖和沙拉酱，将白饭做成饭团。

❸ 将紫菜片贴在饭团上，撒上枸杞子、黑芝麻即可。

食材百科

紫菜具有补血养颜、预防甲状腺肿大、提高免疫力的作用，还可辅助治疗水肿。

黑豆凉糕

材料：

【药材】黑豆 500 克。

【食材】白糖 100 克，琼脂 12 克，金橘、水各适量。

做法：

❶ 将黑豆洗净，在石磨上磨一下，除去皮，再磨成粗粉，加白糖和适量水拌匀，上笼蒸熟。

❷ 将琼脂加适量水调和，倒入蒸熟的黑豆糕中，放入洗净的金橘，冷却后放入冰箱冷藏，取出后切成小块，即成一道甜点，可随意食用。

食材百科

琼脂含有蛋白质、钙和铁等营养成分，其中钙含量较高。琼脂主要用来制作冷菜和冷冻菜肴，也是宴席上不可缺少的佳品。琼脂最大的优点是在室温下亦可凝结，不必特别进行冷却。

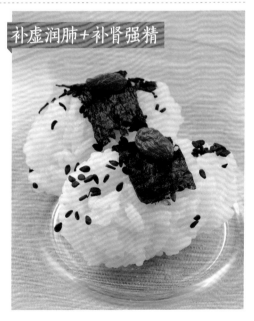

补虚润肺+补肾强精

药膳功效

本药膳有补虚润肺、补肾强精的功效，对身体虚弱、头晕耳鸣、高血压病、高脂血症、贫血等人有辅助疗效。

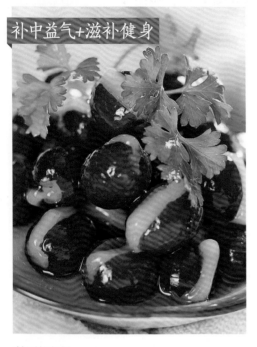

药膳功效

　　此药膳可滋补健身、健脾益胃，常食能补中益气，达到增进食欲、止泻的功效。

糯米甜红枣

材料：

　　【药材】红枣 200 克，荷叶 1 片。

　　【食材】糯米粉 100 克，白糖 30 克，香菜、水各适量。

做法：

　　❶ 红枣洗净，用水泡发，切开枣肚，去核；荷叶洗净，铺在盘中，备用。

　　❷ 糯米粉用水搓成小团，放入切开的枣腹中，放在铺有荷叶的盘中。

　　❸ 白糖加水，将其溶化成糖水，均匀地倒入糯米红枣中，再将盘放入蒸笼，蒸 5 分钟后拿出，放上洗净的香菜装饰即可。

本草详解

　　荷叶可清暑化湿、升发清阳、凉血止血，适用于暑热烦渴、暑湿泄泻、脾虚泄泻、血热吐衄等症。荷叶常折叠成半圆形或扇形，完整或稍破碎，叶片展开呈盾形。

土茯苓灵芝炖龟

材料：

　　【药材】灵芝 200 克，土茯苓 50 克。

　　【食材】龟 1 只，猪瘦肉 200 克，家鸡半只，西蓝花 3 小朵，生姜片 5 克，盐 3 克，料酒、水各适量。

做法：

　　❶ 龟宰杀，龟肉剁块，洗净；家鸡剁块，洗净；猪瘦肉洗净，切块。

　　❷ 把做法 ❶ 中的材料放入沸水中氽透，捞出，洗净；西蓝花洗净。

　　❸ 把做法 ❷ 中的材料放入炖盅，加入适量水、料酒、生姜片和药材，入蒸锅蒸 3 小时，加盐调味即可。

本草详解

　　龟甲有滋阴潜阳、益肾健骨、养血补□、固经止崩等功效，适用于阴虚内热、骨□汗、低热不退等症。

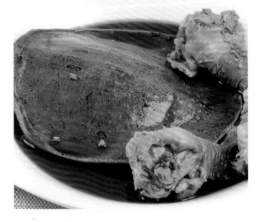

药膳功效

　　本药膳可增强体力、补血养颜。土茯苓和龟搭配，一清一补，和能滋补强壮、固本扶正的灵芝一起煲汤，更加强清利湿热、解毒利尿的功效。